백년
무릎

수술하지 않고 100세까지 통증 없이
걷고, 뛰고, 계단 오르내릴 수 있게 낫는 법

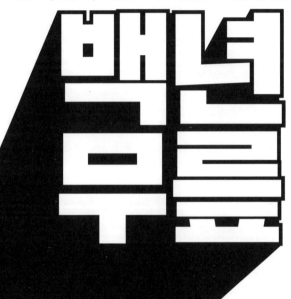

백년 무릎

도야 히데오 지음
최려진 옮김

로그인

백년 무릎

1판 1쇄 발행 2017년 5월 10일
1판 6쇄 발행 2023년 8월 7일

지은이 도야 히데오
옮긴이 최려진
펴낸이 유성권

편집장 양선우
편집 신혜진 정지현 윤경선 임용옥 배소현
홍보 윤소담 박채원
마케팅 김선우 강성 최성환 박혜민 심예찬 김현지
제작 장재균

펴낸곳 ㈜이퍼블릭
출판등록 1970년 7월 28일, 제1-170호
주소 서울시 양천구 목동서로 211 범문빌딩 (07995)
대표전화 02-2653-5131 | 팩스 02-2653-2455
메일 loginbook@epublic.co.kr
포스트 post.naver.com/epubliclogin
홈페이지 www.loginbook.com

로그인은 ㈜이퍼블릭의 실용서 브랜드입니다.

통증 내비 체조로
무릎 통증 원인을 알 수 있다

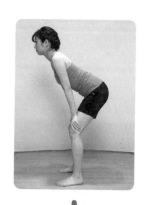

체조로 무릎 통증 원인을 집어낼 수
있다?

이 책을 보며 의아하게 여기는 사
람도 많을 것입니다. 먼저 무릎 통증
원인을 알려주는 '통증 내비 체조'를
간단히 소개하겠습니다.

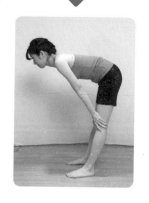

오른쪽 사진처럼 무릎에 손을 대고
무릎 관절을 펴 보세요.

이 체조를 10회 반복했을 때 통증이 줄어든다면 당신의 무릎 통증은 무릎관절을 펴는 체조를 하면 좋아지는 유형입니다.

무릎을 펴는 체조로 통증이 개선되지 않는 사람은 아래 사진처럼 무릎에 손을 대고 무릎 관절을 구부려 보세요.

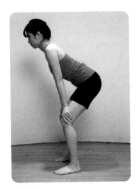

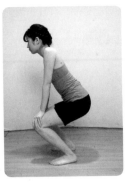

이 체조를 10회 반복하여 무릎 통증이 줄었다면 당신의 무릎 통증은 무릎관절을 구부리는 체조를 하면 좋아지는 유형입니다.

우리 병원에서 조사를 해 보았더니, 무릎 통증의 86퍼센트는 앞에서 소개한 두 체조 중 하나로 개선되었습니다. 두 체조 중 하나로 통증이 줄어든 사람이라면 이 책에서 설명하는 통증 내비 체조를 했을 때 무릎 통증이 개선될 가능성이 더욱 높습니다.

두 체조 모두 효과가 없는 사람이라도 포기할 필요는 없습니다. 이름 그대로 통증 내비 체조가 통증 개선이라는 목적지까지 내비게이션(안내자) 역할을 해 줄 것입니다. 이 책에서는 다른 유형의 내비 체조도 소개하고 있어서, 당신의 무릎 통증 유형에 잘 맞는 체조를 발견할 수 있을 것입니다.

그런데 여러분은 낙하산 실험이라는 말을 아시나요?

비행기에서 낙하산 없이 뛰어내리면 어떻게 되는지 알아보려고 뛰어내리는 사람은 없습니다. 결과가 불 보듯 뻔하기 때문이지요.

이처럼 **누구나 당연하게 아는 사실을 굳이 검증하는 실험을 낙하산 실험이라고 합니다.** 당연한 일을 확인할 뿐인 실험, 더 확실하게 말해서 '쓸데없는 실험'이라는 부정적인 뉘앙스가 담긴 말입니다.

무릎 통증을 덜기 위한 치료법 중에 닳아 손상된 무릎 관절을 금속제 인공무릎관절로 바꾸는 수술인 인공무릎관절 치환술이 있습니다. 현대 정형외과에서는 중증 무릎 통증(변형성슬관절증)에 대한 당연한 치료로 여겨지는 수술입니다. 연간 100만 건 가까운 인공무릎관절 치환술이 이루어지고 있는 인공관절대국 미국에서 2015년에 수술 효과 검증이 이루어졌습니다.

이 검증 실험을 진행한 하버드의대 캐츠 교수(Jeffery N. Katz)는 인공무릎관절 치환술을 검증하는 것은 결코 낙하산 실험이 아니라고 강조하며 그 이유를 다음과 같이 설명했습니다.

❶ 인공무릎관절 치환술을 받으면 생명의 위험이 높아진다

　　■ 수술 후 90일 동안 사망률이 동세대 사람보다 높다(0.5~1.0퍼센트)

❷ 인공무릎관절 치환술은 누구에게나 효과가 있는 수술이 아니다

　　■ 수술 환자 중 20퍼센트가량은 수술 6개월 후에도 통증이 남아 있다

❸ 인공무릎관절 치환술 외에도 치료법이 있다

　　■ 변형성슬관절증이 진행된 환자 중 3분의 2는 운동요법으로 통증을 줄일 수 있다

여기서 무릎 통증의 가장 큰 원인인 변형성슬관절증(퇴행성관절염)에 관해 이야기하겠습니다. 변형성슬관절증은 간단히 말하면 무릎의 관절연골이 닳아 줄어들면서 발생하는 병입니다.

방치하면 연골뿐 아니라 뼈 자체가 파괴되어 무릎관절이 변형되고 움직이지 못하게 되는 무서운 질환입니다.

최근에 일본 후생노동성이 실시한 조사 연구에 따르면 40세 이상 일본인 중 변형성슬관절증 이환율(일정 기간 내 발생한 환자수의 인구 대비 비율)이 남성 24.2퍼센트, 여성 41.6퍼센트로 여성의 이환율이 더 높았으며 나이에 비례해서 이환율이 높아졌습니다. 40세 이상 일본 인구가 약 7576만 명(남성 약 3560만 명, 여성 약 4016만 명. 2015년 일본 총무성 통계국 자료)이니 무릎 통증 인구는 약 2530만 명(남성 약 860만 명, 여성 약 1670만 명)이라는 계산이 나옵니다.

그러나 일본에는 아직 변형성슬관절증에 대한 명확한 진단기준

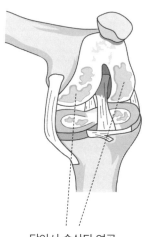

닳아서 손상된 연골

이 없어서, 어떻게 아픈지 통증의 유형을 확인한 후 X선 촬영과 진찰소견을 통해 의사가 개별적으로 판단하고 있는 형편입니다.

우리 클리닉을 방문하는 무릎 통증 환자 중에는 '병원에 열심히 다니면서 치료를 받는데도 좋아지지 않는다'고 하는 이들이 있습니다. 일단 여기서는 일반적으로 이루어지는 변형성슬관절증 치료에 대해 국제골관절염학회(OARSI)가 정하는 '변형성슬관절증 진료 가이드라인'(이하 가이드라인)에 근거해 말씀드리겠습니다.

가이드라인에서는 먼저 수술 이외의 치료법, 즉 보존요법을 선택하도록 권장합니다.

생활지도 (권장도 97퍼센트)

변형성슬관절증이라는 병에 대한 이해, 일상생활 동작의 지도, 보행 지도, 가정에서 실시하는 운동지도 등 환자가 주체인 적극적 치료를 권장한다.

운동요법 (권장도 96퍼센트)

정기적인 유산소운동, 근육트레이닝, 관절가동범위 훈련을 계속할 것을 권장한다.

소염진통제(권장도 93퍼센트)

소위 말하는 진통제를 복용하면 통증은 경감되지만 오랫동안 복용하면 위장장애 등 부작용을 초래하므로 장기복용은 피해야 한다.

습포, 바르는 약(권장도 85퍼센트)

습포나 바르는 약은 경구 진통제보다 부작용이 적고 안전하다. 온습포에는 고추에 들어있는 성분인 캡사이신이 포함되어 있기 때문에 따뜻하다고 느끼지만 실제로 환부의 온도가 높아지는 것은 아니다. 온습포는 자극이 강해서 피부 자극 따위 부작용을 일으키기 쉽다.

가이드라인에서는 보존요법으로 통증을 충분히 경감할 수 없는 경우에 수술을 고려하도록 하고 있습니다.

관절경 수술(권장도 60퍼센트)

관절경이라는 기구로 손상된 연골이나 반월판을 절제하는 수술인데, 이 수술과 피부만 절제하는 수술(플라세보 수술) 사이에 유의미한 차이가 없다는 연구도 있어서 권장도는 낮다.

고위 경골 절골술 (권장도 75퍼센트)

무릎 통증의 원인이 되는 O자형 다리를 교정하기 위해 정강뼈(정강이 안쪽의 가늘고 긴 뼈)를 쐐기모양으로 자르는 수술이다. 뼈가 붙을 때까지 대략 3개월이 걸릴 뿐 아니라, 수술이 성공해도 서서히 변형성슬관절증이 진행되어 최종적으로 인공무릎관절 치환술이 필요해시기도 하므로 '인공무릎관절 치환술을 10년 늦출 수 있는 수술'로 여겨지고 있다.

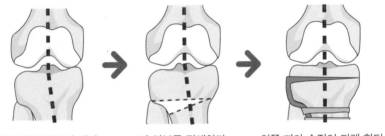

무릎 뼈가 어긋나 있다　　　뼈 일부를 절개한다　　　위쪽 뼈와 수직이 되게 한다

인공무릎관절 치환술 (권장도 96퍼센트)

닳아서 손상된 무릎관절을 절개하여 금속제 인공관절로 바꾸는 수술로서, 현재 무릎 통증 수술의 주류다. 닳아 손상된 관절을 인공물로 바꾸기 때문에 통증은 획기적으로 개선되지만 무릎을 깊이 구

부릴 수 없어 무릎을 꿇고 앉을 수 없다. 또 10~20년이 지나면 관절이 헐거워져서 교환 수술이 필요하다.

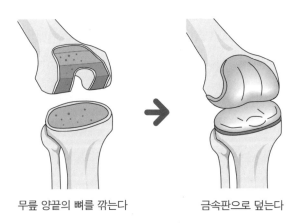

무릎 양끝의 뼈를 깎는다　　　　금속판으로 덮는다

　　인공무릎관절 치환술은 당연한 수술로 여겨지기 때문인지 효과를 과학적으로 검증하는 시험은 그다지 이루어지지 않았습니다. 그런데 서던덴마크대학교 소렌 스코우(Soren T. Skou) 교수 등이 2015년에 인공무릎관절 치환술의 효과를 검증하는 연구를 수행했습니다. 무척 의미 깊은 결과를 보였기에 여기서 소개하겠습니다. 앞서 말한 커츠 교수가 낙하산 실험이 아니라고 코멘트한 연구가 바로 이것입니다.

　　중등도~중증 변형성슬관절증 환자 100명을 무작위로 인공무릎관절 치환술 그룹(이하 치환그룹) 50명과 보존치료 그룹(이하 보존그룹) 50명으로 나누어, 치환그룹에는 통상적 인공무릎관절 치환술을 실시하고 보존그룹에는 운동요법과 무릎 관리법 교육, 식사에 대한 조언, 족부교정구와 진통제 처방 요법을 실시했습니다.

그 결과 1년 후 무릎 증상이 15퍼센트 이상 개선된 사람의 비율은 치환그룹에서 85퍼센트, 보존그룹에서 67퍼센트였습니다.

이 연구에서 주목해야 하는 점은 두 가지입니다.

하나는 관찰 기간 1년 동안 건강상 중대한 문제(수술이 원인이 아닌 것도 포함)가 보존그룹에서는 6사례밖에 없었던 데 반해 수술을 한 치환그룹에서는 26사례로 명백하게 많았다는 점입니다.

무릎에 문제가 발생한 경우만 보면, 보존그룹에서는 수술이 필요한 관절구축(관절 움직임과 연결된 근육, 뼈, 인대나 관절 자체가 손상되어 관절 움직임이 제한되는 것)이 1사례뿐이었던 데 반해 치환그룹에서는 심부 정맥혈전증 3사례, 수술을 요하는 구축 3사례, 인공관절 감염 1사례, 넙다리뼈 과상골절 1사례 등 총 8사례였습니다. 이 결과가 말해주듯이 인공무릎관절 치환술은 리스크를 동반하는 치료라고 할 수 있습니다.

주목할 만한 또 다른 점은 보존치료를 받은 환자의 67퍼센트에서 유의미한 개선이 나타났다는 것입니다. 보존그룹에서 통증이

15퍼센트 이상 개선된 비율은 69퍼센트(치환그룹 83퍼센트), 일상생활 동작이 15퍼센트 이상 개선된 경우는 59퍼센트(치환그룹은 89퍼센트), 생활의 질이 15퍼센트 이상 개선된 비율은 69퍼센트(치환그룹 89퍼센트)였습니다.

이처럼 인공무릎관절 치환술에는 미치지 못하지만 보존치료만으로도 통증이 상당히 개선됩니다.

저도 이전에는 수술을 했었고 수술을 부정할 생각은 없습니다. 하지만 수술의 단점을 생각하면 수술은 어디까지나 최후의 수단으로 생각해야만 합니다. 얼른 통증을 개선하고 싶은 사람에게 인공관절은 적당한 치료법이라고 생각합니다. 다만 수술에 내재된 생명의 위험이나 후유증이 발생할 가능성을 알고 수술을 받으시기 바랍니다.

이 책은 수술의 리스크를 피해 집에서 무릎 통증을 개선하고 싶은 사람에게 가치가 있습니다. 다만 통증을 개선하려면 스스로 체조나 생활습관 개선을 위해 노력하는 자주성을 가져야 하며 어느 정도 시간이 걸린다는 점을 이해하기 바랍니다.

우리 클리닉에 내원하는 환자 중에는 수술 후에도 사라지지 않던 무릎 통증이 이 책에서 소개하는 통증 내비 체조 덕분에 극적으로 좋아진 경우가 많습니다. 오랜 세월 동안 앓아온 무릎 통증이거나 수술밖에 치료 방법이 없다는 말을 들은 변형성슬관절증이라도 포기하지 말아야 합니다. 몇십 년을 함께해온 자신의 무릎관절을 인공관절로 쉽사리 바꾸는 대신 일단 스스로 통증을 개선하는 대책을 시도해 보세요.

1장에서는 통증 내비 체조 전에 해보는 통증 내비 진단에 대해 설명합니다. 먼저 이 부분을 이해한 후 체조를 하기 바랍니다.

2장에서는 집에서 할 수 있는 통증 내비 체조의 내용을 컬러 사진과 함께 설명합니다. 꼼꼼하게 읽고 매일 실천하세요.

3장에서는 무릎 통증의 원인이 되는 4부위를 그림으로 설명합니다. 통증을 없애려면 먼저 통증의 원인을 아는 것이 중요합니다.

4장에서는 통증의 근본 원인을 교정하는 자세 개선법을 비롯해 일상생활에서 무릎을 단련하는 방법, 통증개선일기 작성법과 식사요법을 설명합니다.

5장에서는 상담 형식으로 무릎에 관련된 다양한 질문에 답합니다.

6장에서는 실제 통증 내비 체조로 무릎 통증이 개선된 환자의 목소리를 들려 드립니다. 체조 효과를 눈으로도 확인할 수 있게 체조 전과 후를 비교한 X선 사진도 함께 제시합니다.

무릎 통증이 반드시 개선된다는 희망을 가지고 통증 내비 체조를 해 보기 바랍니다.

2016년 3월
도야 히데오

**차
례**

3장 무릎 통증의 원인 네 부위

6장 통증 내비 체조로 인생을 되찾은 사람들

1장

통증 내비 체조로
통증 원인을 찾는다

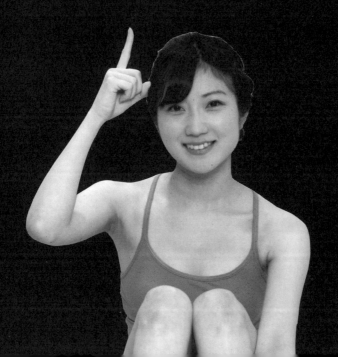

움직임으로
통증의 위치를 찾아내는
통증 내비 체조

열심히 근육트레이닝을 하거나 걸어도 무릎 통증은 낫지 않는다. 무릎 통증을 뿌리 뽑기 위해서는 통증의 원인이 되는 위치를 찾아내어 그에 맞춘 체조를 해야 한다.

최적의 체조를 알게 되는 실마리가 '움직임에 따른 무릎 통증의 변화'이다. 통증이 어느 정도인지, 무릎을 움직일 수 있는 범위는 얼마만큼인지, 걷기가 편안한지 등 자신의 무릎 상태를 가장 잘 아는 이는 당연히 자기 자신이다. 그러므로 몸을 어떻게 움직이면 통증이 완화되는지 혹은 어떨 때 통증이 심해지는지 판단할 수 있는 것도 본인뿐이다.

그래서 나는 특정 움직임을 할 때 발생하는 무릎 통증의 변화를

단서로 원인 부위를 특정하고 자신에게 맞는 운동을 찾아내는 '통증 내비 체조'를 고안했다.

위성에서 보내는 신호를 받아 올바른 진로를 알려 주는 차량 내비게이션처럼 내 몸이 보내는 통증이라는 신호를 내비게이션 삼아 적절한 운동 방향을 찾고 통증을 근본적으로 없애는 치료법이다.

통증 내비 체조를 하면
안 되는 사람

그렇지만 모든 사람에게 이 체조를 권하지는 못한다. 다음 항목에 해당하는 사람은 안타깝지만 이 체조를 해서는 안 된다.

넘어지거나 삐어서 생긴 무릎 통증

이런 무릎 외상에서는 인대 손상이나 무릎 연골 조직 손상, 골절 가능성이 있기 때문에 일단 안정을 취하며 부목이나 깁스 등으로 고정해야 한다.

인대 손상이나 무릎 연골 조직 손상인 경우 다친 후 시간이 지나서 급성기를 벗어났다면 체조를 해도 괜찮다. 골절도 회복된 상태라면 체조를 해도 좋다.

발적(피부가 빨갛게 부어오름)을 동반한 무릎 통증

화농성 무릎관절염 등 감염증의 가능성이 있으므로 체조를 해서는 안 된다. 화농성 무릎관절염에는 항생제 투여나 무릎관절의 농을 빼는 치료가 효과적이다.

무릎에 종양이 있는 경우

이것이 원인일 가능성은 낮지만 체조를 하게 되면 오히려 악화할 위험이 있으므로 우선은 의사의 진단을 받아 적절한 치료를 하도록 하자.

류마티스 관절염인 경우, 인공무릎관절 수술을 한 경우, 스테로이드 호르몬제를 사용하고 있는 경우

주치의와 상담하여 주의하면서 체조를 한다. 체조 중에 통증이 심해지면 즉시 중단하고 의사의 진찰을 받으라.

위에서 예시한 내용에 해당하지 않는 사람은 체조를 해도 괜찮다. 꼭 통증 내비 체조를 시도하여 무릎 통증을 개선하기 바란다.

무릎 통증
진단을 해 보자

통증 내비 체조에서는 허리나 무릎을 움직이면서 '통증의 강도, 움직일 수 있는 범위, 걷기 편한 정도'의 세 가지 변화를 확인한다.

❶ 통증의 강도

- 통증이 약해지면 … 개선
- 변화가 없으면 … 불변
- 심해지면 … 악화

❷ 움직일 수 있는 범위

- 무릎을 구부리고 펼 수 있는 범위가 커지면 … 개선
- 변화가 없으면 … 불변
- 범위가 작아지면 … 악화

❸ 걷기 편한 정도

- 걷기 편해지면 … 개선
- 변화가 없으면 … 불변
- 걷기 힘들어지면 … 악화

이렇게 허리나 무릎 등 각 부위의 체조를 해 본 후 ①부터 ③까지 결과를 종합적으로 진단해 '개선'으로 판단되는 경우 그 부위가 통증의 원인이므로 그에 적합한 체조(2장 참조)를 한다.

불변이거나 악화인 경우는 반대 방향으로 움직이는 운동이나 다른 부위의 운동을 해 보아서 개선되는 체조를 찾도록 한다.

운동 후 무릎 통증의 위치가 달라지는 경우가 있다. 무릎 안쪽에 있던 통증이 바깥쪽으로 이동하거나 뒤에서 느껴지던 통증이 앞쪽으로 이동하기도 한다. 이런 통증의 위치 변화는 개선되는 과정에서 일어나기도 하지만 악화되는 과정에서 일어나기도 한다.

통증 범위가 작아질 때는 개선되고 있는 경우가 많지만 판단이

어려운 경우도 많으므로 통증 범위의 변화는 통증 내비 체조의 요소로 넣지 않았다. 통증 위치가 달라지는 일이 있다는 점만 기억해두기 바란다.

무릎 통증
유형을 알자

통증 내비 체조의 장점은 허리 운동과 무릎 운동을 순서대로 해 보면서 그때그때 증상의 개선, 불변, 악화를 진단하여 자신에게 적합한 운동을 찾을 수 있다는 점이다.

X선 사진에서 무릎관절에 심한 변형이 보이더라도 소견과 통증이 반드시 일치하지는 않는다. 우선 정해진 순서에 따라 체조를 해 보라.

요추형 무릎 통증

우리 클리닉의 데이터를 보면 무릎 통증의 68퍼센트가 요추(허리부분을 형성하는 등뼈)와 관련되어 있다. 그렇기 때문에 무조건 무릎관절을 치료하는 것이 아니라 요통을 느끼건 못 느끼건 일단은 요추 체조를 하면서 무릎 통증에 변화가 있는지 조사한다.

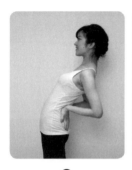

❶
허리를 뒤로 젖힌다

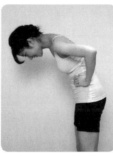

❷
허리를 앞으로 숙인다

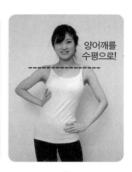

양어깨를
수평으로!

❸
엉덩이를 좌우로
움직인다

구체적으로는 다음 세 가지 동작을 순서대로 한다.

❶ 허리를 뒤로 젖힌다(후굴)

↓

❷ 허리를 앞으로 숙인다(전굴)

↓

❸ 엉덩이를 좌우로 움직인다

요추를 ①~③ 중 어느 방향으로 움직인 후 통증이 개선되었다면 요추형 무릎 통증이라고 판단할 수 있다.

개선될 때 요추의 운동방향에 따라 세 유형으로 분류한다.

❶ 후굴에서 통증이 완화된다

➡ **요추 후굴개선형**(이하 후굴개선형)

❷ 전굴에서 통증이 완화된다

➡ **요추 전굴개선형**(이하 전굴개선형)

❸ 좌우로 움직일 때 통증이 완화된다

➡ **요추 측방향개선형**(이하 측방향개선형)

우리 클리닉의 데이터에서는 요추형 무릎 통증 환자 중 후굴개선형이 92퍼센트를 차지한다. 그러므로 첫 번째로 후굴운동부터 시험한다.

우선 허리를 뒤로 젖히는 운동을 10회 실시하라.

이 운동으로 통증이 줄거나 움직일 수 있는 범위가 커지거나 걷기 편해진다면 후굴개선형임을 알 수 있다.

후굴에서 통증이 개선되지 않거나 악화된 경우 허리를 앞으로 숙이는 전굴운동을 10회 실시한다. 전굴운동으로 통증이 줄거나 움직일 수 있는 범위가 커지고 걷기 쉬워진 사람은 전굴개선형이다. 요추형 무릎 통증 환자 중 8퍼센트가 전굴개선형이다.

후굴로도 전굴로도 통증이 개선되지 않거나 악화된 사람은 서서 엉덩이를 좌우로 밀어내는 운동을 10회 해 본다. 이 운동으로 무릎 통증이 개선된다면 측방향개선형이다. 요추에 이상이 발생하고 한쪽 무릎관절에만 강한 통증이 나타나는 것이 이 유형으로, 좌우 어느 한 쪽으로 엉덩이를 밀어냈을 때 통증이 완화된다는 특징이 있다.

관절형 무릎 통증

요추 운동으로 개선되지 않는다면 다음에는 관절을 펴거나 구부리는 운동을 하자. 이로써 통증이 완화된다면 '관절형 무릎 통증'이다.

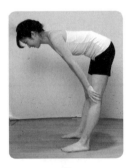
❶ 무릎을 편다

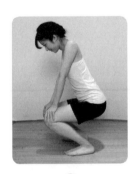
❷ 무릎을 구부린다

❶ 무릎을 펴면 개선된다(신전개선)

❷ 무릎을 구부리면 개선된다(굴곡개선)

두 가지 유형 중 1번이 더 많다. 우리 클리닉의 데이터에 따르면 관절형 무릎 통증에서는 신전개선형이 71퍼센트를 차지한다. 이것은 생활습관과 크게 관련있다.

일상생활에서는 의자에 앉거나 바닥에 앉는 등 무릎관절을 구부리는 자세가 대부분이다. 좌식생활을 한다면 양반다리를 하거나 무릎을 꿇고 앉는 경우가 많아 무릎을 구부리는 시간이 대부분일 것이다. 이처럼 무릎관절을 구부리고 있으면 관절포(관절을 감싸는 조직)가 굴곡 방향으로 어긋나 통증이 발생한다.

반대로 서서 일하는 등 일상적으로 서있는 시간이 긴 사람은 무릎관절을 펴고 있는 자세가 많아진다. 그렇지만 관절을 펴고만 있으면 이번에는 관절포가 신전방향으로 어긋나서 통증이 발생하게 된다.

우리 클리닉 데이터에서는 굴곡개선유형이 관절형 중 29퍼센트를 차지한다. 관절포(무릎관절을 싸고 있는 관절낭 안쪽을 둘

러싼 얇고 미끄러운 막으로 윤활액을 분비한다. 윤활막이라고도 한다)가 어긋나서 염증이 발생하거나 관절연골이 닳아 손상되는 것이 원인으로 보인다. 관절포가 원인이라면 단기간에 효과를 기대할 수 있지만 염증이 원인이라면 정도에 따라 개선 기간이 달라진다. 연골이 원인이라면 효과가 나타나기까지 상당한 시일이 소요된다.

관절형 무릎 통증은 운동 방향에 따라 두 가지 유형으로 나뉜다.

❶ 무릎을 펴면 통증이 완화된다
→ **관절 신전개선형**(이하 신전개선형)

❷ 무릎을 구부리면 통증이 완화된다
→ **관절 굴곡개선형**(이하 굴곡개선형)

우리 클리닉의 데이터에서는 신전개선형이 관절형 무릎 통증 중에서 71퍼센트를 차지한다고 했으니 우선 신전운동부터 해 보자.

무릎관절을 펴는 운동을 10회 실시하여 통증이 약해지거나 움직일 수 있는 범위가 넓어지거나 걷기 편해지는 경우는 '신전개선형'이다. 이 유형에는 5쪽에서 설명한 무릎 펴기 체조가 최적이다.

관절을 펴도 통증에 변화가 나타나지 않거나 악화되는 경우 굴곡개선형인지 아닌지 조사해야 한다. 무릎을 구부려서 통증이 개선된다면 굴곡개선형이다. 굴곡개선형인 사람에게는 6쪽에서 소개한 무릎 구부리기 체조가 적합하다.

통증 때문에 무릎관절을 잘 움직이지 못하여 구부리고 펴는 동작이 잘 되지 않는 사람도 있다. 이 경우는 관절을 부드럽게 흔드는 운동을 한다. 진행기나 말기 변형성슬관절증에서는 관절을 크게 움직일 수 없는 경우가 있으므로 이 체조가 특히 효과적이다.

관절연골은 혈류가 적은 조직으로, 관절액으로부터 밀킹(milking)이라는 작용을 통해 영양을 공급받는다. 그러므로 무릎관절을 부드럽게 움직여 관절액의 순환을 촉진함으로써 시간을 들여 관절연골을 회복시켜야 한다.

조금 전문적인 이야기인데, 관절의 염증에는 NF-κB(엔에프 카파 비)라는 물질이 관계되어 있다는 연구가 있다.

연골의 세포에 적절한 자극을 가하면 NF-κB가 줄어들어 염증이 약해지고 강한 자극을 가하면 NF-κB가 늘어나 염증이 심해진다는 것이 밝혀졌다. 흔들기 운동이 관절연골형 무릎 통증에 효과적이라는 것을 뒷받침하는 결과다.

접시뼈형 무릎 통증

요추 운동이나 무릎관절 운동을 해도 통증이 개선이 되지 않으면 접시뼈가 어긋나서 나타나는 무릎 통증을 의심하자.

접시뼈 주위를 손가락으로 누르면서 무릎을 앞뒤로 흔든다.

이렇게 해서 통증이 완화된다면 접시뼈형 무릎 통증이다.

접시뼈의 움직임은 평소에는 의식할 수 없다. 특히 접시뼈가 안쪽이나 바깥쪽으로 쏠려 있을 때는 통증 내비 체조만으로 조절하기가 어렵다. 어긋나 있다고는 해도 탈구될 정도는 아니다. 접시뼈 주위의 인대와 근육이 몹시 긴장된 상태이다보니 접시뼈의 움직임이 안쪽이나 바깥쪽으로 살짝 어긋나는 것이다.

그러나 그 상태가 오랜 시간 계속되면 슬개대퇴관절의 연골을 손상시킨다. 그리고 관절연골이 손상되면 무릎뼈의 움직임이 제한되어 주위의 인대나 근육이 더욱 긴장하는 악순환에 빠진다.

접시뼈 주위 인대나 근육의 긴장은 접시뼈 주위를 손가락으로 눌러보았을 때 통증이 느껴지는 부위(압통점)가 있는지 확인하면 알 수 있다. 만약 접시뼈 주변에서 압통점을 발견했다면 접시뼈형 무릎 통증일 가능성이 있다.

접시뼈형 무릎 통증의 통증 내비 진단은 접시뼈 주위의 어디에 압통점이 있는지 발견하는 것부터 시작한다. 한 가지 주의해야 할 점은 무릎을 너무 많이 구부리면 접시뼈 주위 조직이 긴장하여 손가락이 들어가지 않게 되어 압통점을 찾기 어려워진다는 것이다.

반대로 무릎을 완전히 펴면 접시뼈 주위 조직이 너무 느슨해져서 눌렀을 때 접시뼈가 어긋나서 압통점을 발견하기 어려워진다. 접시뼈 주위의 압통점을 찾을 때는 무릎을 살짝 구부린 상태로 시도하자.

접시뼈형 무릎 통증에는 압통점의 위치에 따라 네 가지 유형이 있다.

우선 다음 페이지의 사진 ①~④처럼 양손 엄지손가락으로 무릎 관절의 안쪽 중심을 향하여 무릎뼈 주위를 누른다.

압통점이 발견되면 조금씩 위치를 옮기면서 통증이 가장 심한 위치를 찾는다. 발견했으면 그 압통점을 누르면서 체조를 한다(87쪽 참조). 체조로 통증이 없어졌다면 다른 압통점을 찾는다.

❶ 접시뼈의 안쪽 아래를
누르면 통증이 완화된다
➡ **접시뼈 내하개선형**

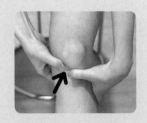

❷ 접시뼈의 바깥쪽 아래를
누르면 통증이 완화된다
➡ **접시뼈 외하개선형**

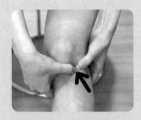

❸ 접시뼈의 안쪽 위를
누르면 통증이 완화된다
➡ **접시뼈 내상개선형**

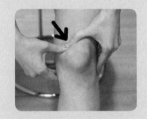

❹ 접시뼈의 바깥쪽 위를
누르면 통증이 완화된다
➡ **접시뼈 외상개선형**

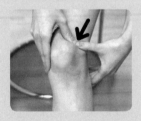

근육형 무릎 통증

①~④ 중 어느 운동을 해도 통증이 남아있다면 근육을 누르면서 흔드는 운동을 해 보자. 이것으로 통증이 완화된다면 근육형 무릎 통증이라고 판단할 수 있다.

무릎에 문제가 있으면 근육을 보호하기 위해 근육이 과잉 긴장 (방어성 수축)을 하게 되는데 긴장이 장기간 계속되면 근육이 항상 수축하고 있는 상태(강직, spasm)가 되어 근육 자체가 통증의 원인 이 된다. 이 유형의 무릎 통증 개선에는 강직이 일어난 근육을 풀 어 주는 것이 효과적이다.

무릎의 움직임과 관계있는 근육은 정말 많이 있다.

장딴지 근육 ➡ 하퇴삼두근(비복근, 가자미근)

허벅지 근육 ➡ 넙다리 네 갈래근(안쪽에는 내측광근, 바깥쪽에는 외 측광근, 앞쪽에는 대퇴직근, 심부에는 중간광근)

허벅지 뒤쪽 근육 ➡ 햄스트링스(넙다리 두 갈래근, 반막모양근, 반 힘줄모양근)

이처럼 많은 근육이 무릎의 움직임에 관련되어 있기 때문에 근 육 몇 개가 복합적으로 통증의 원인이 된다.

요추에서부터 발생하는 신경통이 있다면 그 신경이 지배하는 근육의 긴장이 강해진다. 관절포가 느슨해지거나 관절연골이 손상되면 관절이 움직이지 않도록 하기 위해 무릎관절 주위의 근육이 긴장한다.

접시뼈가 어긋나면 접시뼈 주위의 근육이 긴장한다. 그리고 근육에 비성상적인 긴장이 계속되면 경련으로 인해 도리어 무릎의 움직임이 나빠지고 관절에 악영향을 미친다. 오랫동안 지속된 무릎 통증은 이와 같은 통증의 악순환에 빠져든 상태다. 이 경우 관절을 움직이는 체조와 더불어 근육의 긴장을 풀어주는 체조까지 함께 실시하면 더욱 효과적이다.

근육형 무릎 통증인 사람은 근육 일부를 눌러보았을 때 '지잉' 하고 울리는 듯한 둔탁한 통증이 발생하는 압통점을 발견할 수 있다. 무릎 주위에는 근육이 많아서 하나하나 근육의 이름을 확인하면서 할 수는 없겠지만 눌러서 아픈 곳을 찾으면 된다.

근육형 무릎 통증은 어떤 위치에 압통점이 있는가에 따라 다음 4가지 유형으로 나눈다.

❶ 장딴지를 누르면
통증이 완화된다
➡ **장딴지 개선형**

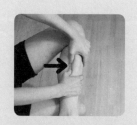

❷ 내측광근을 누르면
통증이 완화된다
➡ **안쪽 허벅지 개선형**

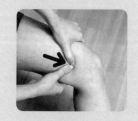

❸ 외측광근을 누르면
통증이 완화된다
➡ **바깥 허벅지 개선형**

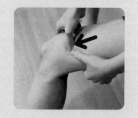

❹ 햄스트링스를 누르면
통증이 완화된다
➡ **허벅지 뒤 개선형**

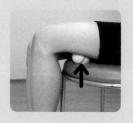

무릎 통증의 유형이 달라지거나
두 가지가 함께 발생하는 경우

자신에게 맞는 체조로 통증이 개선되었더라도 어느 날 갑자기 통증이 개선되지 않거나 악화될 때가 있다. 그때는 다시 통증 내비 진단을 하여 자신의 무릎 통증 유형이 바뀌지 않았는지 확인해야 한다. 세심하게 체조의 궤도를 수정함으로써 무릎 통증을 뿌리 뽑는 것을 목표로 하자.

앞에서 언급한 네 가지 원인 부위가 함께 발생하는 경우도 흔하다. 그 경우 각각의 원인 부위에 적합한 체조를 함께 실시하여 개선할 수 있다.

통증 내비 체조의 성공 여부는 환자 자신이 주체적으로 치료에 임하는지 아닌지에 달렸다. 약이나 수술에 의존하지 않고 스스로 고치겠다는 긍정적인 자세를 결코 잊지 말자. 틀림없이 효과가 나타날 것이다.

통증 내비 체조를 할 때
주의할 점

이 책에서 소개하는 통증 내비 체조의 효과에는 개인차가 있으므로 끈기를 가지고 오랫동안 올바르게 하는 것이 중요합니다. 무릎은 매우 민감한 부분이므로 절대 무리하지 말고 불편한 느낌이 들면 바로 중지해 주세요. 주의사항을 무시해서 발생한 부상은 저자와 출판사에서 책임지지 않습니다.

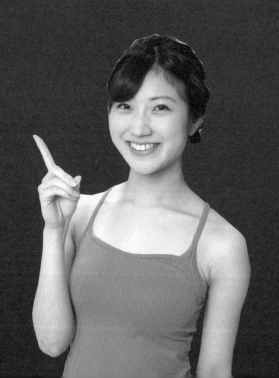

2장

집에서 실천하는
통증 내비 체조

알기 쉬운 무릎 그림

정면

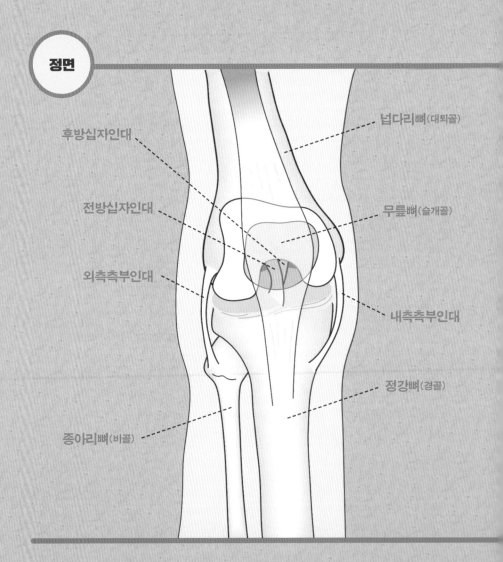

후방십자인대

전방십자인대

외측측부인대

종아리뼈(비골)

넙다리뼈(대퇴골)

무릎뼈(슬개골)

내측측부인대

정강뼈(경골)

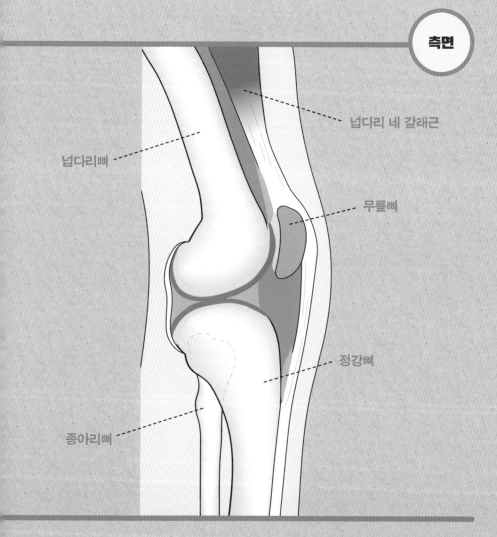

넙다리 네 갈래근

넙다리뼈

무릎뼈

정강뼈

종아리뼈

무릎 통증 원인 찾기

▌1단계▐
허리를 움직인다

허리가 좋지 않아서 무릎이 아픈 경우라면 1단계에서 통증이 감소합니다.

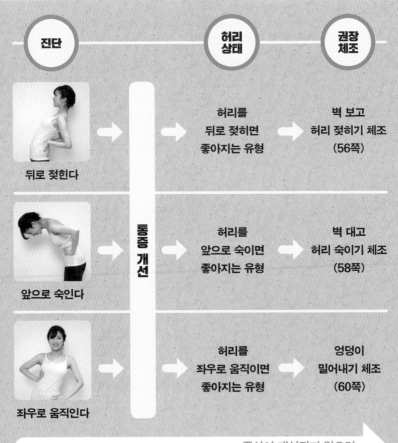

진단 **허리 상태** **권장 체조**

뒤로 젖힌다 → 통증 개선 → 허리를 뒤로 젖히면 좋아지는 유형 → 벽 보고 허리 젖히기 체조 (56쪽)

앞으로 숙인다 → 허리를 앞으로 숙이면 좋아지는 유형 → 벽 대고 허리 숙이기 체조 (58쪽)

좌우로 움직인다 → 허리를 좌우로 움직이면 좋아지는 유형 → 엉덩이 밀어내기 체조 (60쪽)

증상이 개선되지 않으면 →

2단계
무릎관절을 움직인다

무릎관절이 좋지 않아서 무릎이 아픈 경우라면 2단계에서 통증이 감소합니다.

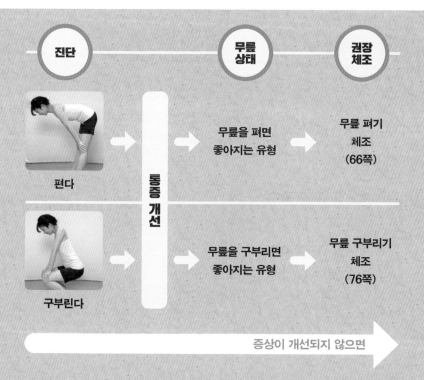

진단 　　　　　무릎 상태　　　　　권장 체조

통증 개선

편다 → → 무릎을 펴면 좋아지는 유형 → 무릎 펴기 체조 (66쪽)

구부린다 → → 무릎을 구부리면 좋아지는 유형 → 무릎 구부리기 체조 (76쪽)

증상이 개선되지 않으면 →

무릎 접시뼈를 누른다

무릎 접시뼈가 좋지 않아서 무릎이 아픈 경우라면
3단계에서 통증이 감소합니다.

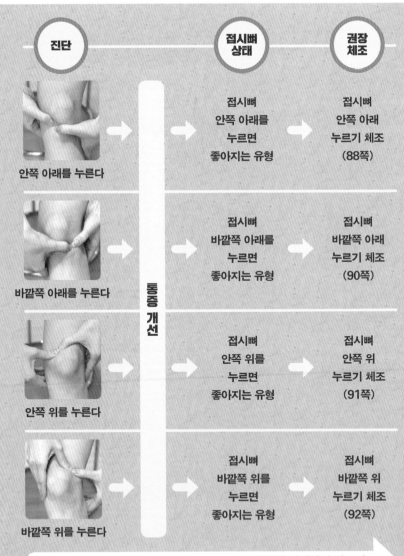

진단		접시뼈 상태	권장 체조
안쪽 아래를 누른다	통증 개선	접시뼈 안쪽 아래를 누르면 좋아지는 유형	접시뼈 안쪽 아래 누르기 체조 (88쪽)
바깥쪽 아래를 누른다		접시뼈 바깥쪽 아래를 누르면 좋아지는 유형	접시뼈 바깥쪽 아래 누르기 체조 (90쪽)
안쪽 위를 누른다		접시뼈 안쪽 위를 누르면 좋아지는 유형	접시뼈 안쪽 위 누르기 체조 (91쪽)
바깥쪽 위를 누른다		접시뼈 바깥쪽 위를 누르면 좋아지는 유형	접시뼈 바깥쪽 위 누르기 체조 (92쪽)

증상이 개선되지 않으면

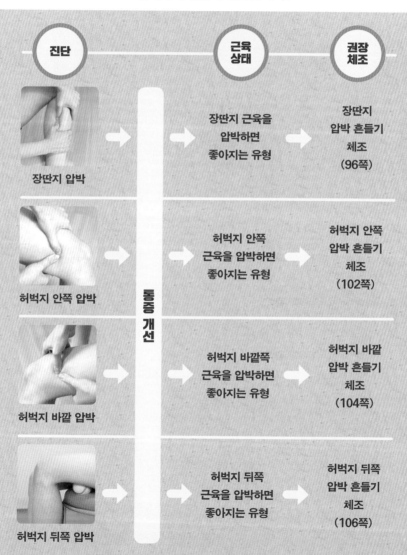

4단계
근육을 압박한다

무릎과 연결된 근육이 좋지 않아서 무릎이 아픈 경우라면
4단계에서 통증이 감소합니다.

진단

근육 상태

권장 체조

장딴지 압박

장딴지 근육을 압박하면 좋아지는 유형

장딴지 압박 흔들기 체조 (96쪽)

허벅지 안쪽 압박

허벅지 안쪽 근육을 압박하면 좋아지는 유형

허벅지 안쪽 압박 흔들기 체조 (102쪽)

허벅지 바깥 압박

허벅지 바깥쪽 근육을 압박하면 좋아지는 유형

허벅지 바깥 압박 흔들기 체조 (104쪽)

허벅지 뒤쪽 압박

허벅지 뒤쪽 근육을 압박하면 좋아지는 유형

허벅지 뒤쪽 압박 흔들기 체조 (106쪽)

통증 개선

통증 내비 체조 하는 법

 1단계

체조를 하기 전에 앞에 소개한 대로
통증 원인 진단을 해서
자신의 통증이 어느 유형인지 알아본다.

 2단계

자신의 유형을 알게 되면 그에 맞는 체조를 한다.

3단계

체조를 마친 후 효과 판정을 하고
개선 반응이 나타나는 한
체조를 계속한다.

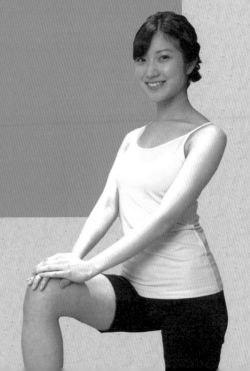

허리가 좋지 않아서 무릎이 아픈 경우 통증 내비 체조

벽 보고 허리 뒤로 젖히기 체조, 벽 대고 허리 숙이기 체조, 엉덩이 밀어내기 체조(좌우) 중 한 체조를 선택하여 실시한다. 통증 내비 체조를 하기 전에는 반드시 앞 페이지의 단계를 참고로 통증 진단을 해서 자신의 무릎 통증이 어느 유형인지 확인하자.

통증 내비 체조를 한 다음에도 통증 진단으로 효과 판정을 한다. 체조 전보다 통증이 줄었거나 관절의 가동 범위가 커졌거나 걷기가 편해졌다면 그대로 체조를 계속한다. 좋아졌다고 느껴지지 않거나 악화된 경우에는 지금 하고 있는 체조가 적합하지 않다고 생각할 수 있다. 그럴 때는 통증 진단으로 돌아가서 자신의 무릎 통증 유형을 다시 확인하자.

벽 보고 허리 뒤로 젖히기

🌑 하루 목표 🌑 10회 1세트 × 5~6회 🌑 3시간 간격 추천 🌑

'벽 보고 허리 뒤로 젖히기' 체조란 벽에 양손을 대고 서서, 팔을 나란히 뻗은 채 허리를 젖혀 요추를 휘게 하는 체조다.

벽을 보고 서서 양손을 대고 양팔을 나란히 뻗은 채 요추를 젖힌다. 벽을 이용함으로써 양팔로 몸을 지탱할 수 있어서 안전하게 할 수 있다. 벽만 있으면 집, 직장, 외출한 곳, 어디서든 할 수 있어서 편리하다.

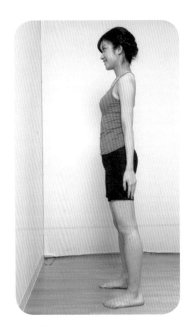

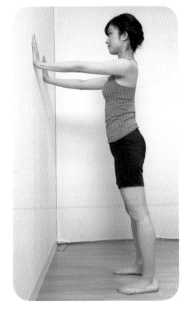

🌑 **1단계**

벽에서 반 걸음 내지 한 걸음 떨어져서 양발을 어깨너비로 벌리고 선다. 턱을 당기고 똑바로 앞을 본다.

🌑 **2단계**

벽에 양 손바닥을 댄다.

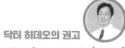
체조하는 동안 팔꿈치나 무릎이 구부러지지 않도록 주의하자. 구부리면 요추가 거의 움직이지 않아서 충분한 효과를 얻을 수 없다.

반동을 이용하지 않고 허리를 천천히 휘게 하는 것이 포인트다. 금세 변화가 나타나지 않을 수도 있다. 일주일 동안 계속하여 효과가 있는지 아닌지 확인해 보자.

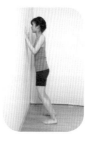

팔꿈치와 무릎이
구부러지지 않도록 주의!

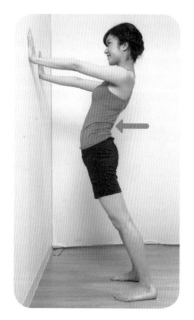

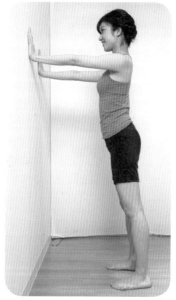

▌3단계

양손을 벽에 댄 채 허리를 앞으로 민다. 허리의 힘을 빼고 가능한 한 휘게 하여 2~3초 유지한다.

▌4단계

천천히 허리를 처음 위치로 되돌린다.

허리를 앞으로 숙이면 좋아지는 유형

벽 대고 허리 숙이기 체조

● 하루목표 ● 10회 1세트 × 5~6회 ● 3시간 간격 추천 ●

> 벽에 기대면 골반을 고정할 수 있어서 요추 하부를 안정적인 자세로 굽힐 수 있다.

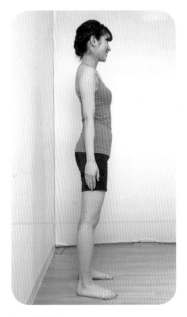

● 1단계

벽을 등지고 30센티미터 정도 떨어
져 선다.

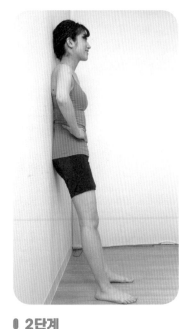

● 2단계

양발을 어깨너비로 벌리고 벽에 기댄
다. 발은 벽에서 반 걸음 내지 한 걸
음 떨어뜨린다.

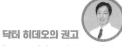

고관절을 구부리는 것이 아니라 어디까지나 요추를 둥글리는 것이 요령이다. 엉덩이 상부가 벽에서 떨어지지 않도록 의식하면서 등을 구부리면 제대로 할 수 있다. 고관절을 구부리면 요추가 거의 움직이지 않아서 효과를 충분히 볼 수 없다.

힘차게 반동을 주지 말고, 숨을 내뱉으면서 천천히 숙인다. 요추를 구부리는 것이 중요하므로 무리해서 앞으로 숙이지 않아도 괜찮다.

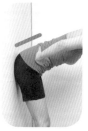

허리 시작 부분부터
굽히지 말 것!

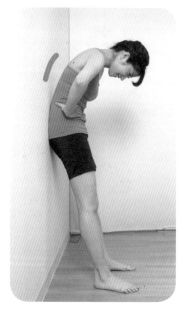
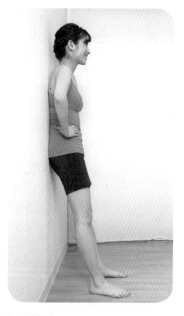

❙ 3단계

골반을 벽에 붙인 채 인사하듯 천천히 상체를 앞으로 숙여 2~3초 동안 유지한다.

❙ 4단계

천천히 상체를 일으켜 허리를 처음 위치로 되돌린다.

허리를 좌우로 움직이면 좋아지는 유형

엉덩이 밀어내기 체조

▌하루목표▌ 10회 1세트 × 5~6회 ▌3시간 간격 추천 ▌

엉덩이를 오른쪽으로 밀어낼 때 무릎 통증이 개선된 사람은 오른 방향 체조만 하고, 왼쪽으로 밀어낼 때 무릎 통증이 개선된 사람은 왼 방향 체조만 한다. 통증이 개선되는 방향과 반대 방향으로 엉덩이를 내밀면 무릎 통증이 악화될 우려가 있으니 주의하자.

▶ 왼쪽 엉덩이 밀어내기 체조
허리를 왼쪽으로 움직이면 좋아지는 유형

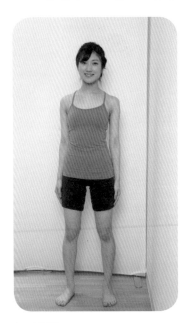

▌1단계
벽을 왼쪽에 둔 상태에서 양발을 어깨 너비로 벌리고 벽에서 조금 떨어져 선다.

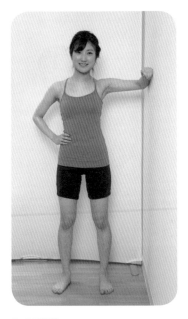

▌2단계
왼쪽 팔꿈치를 구부려 벽에 대고 왼쪽 어깨와 팔꿈치가 수평이 되도록 벽과 몸의 거리를 조절한다.

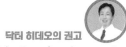

요령은 양 어깨를 잇는 선을 가능한 한 수평으로 유지하는 것이다. 엉덩이를 내밀면 벽과 반대쪽의 어깨가 아래로 내려가기 쉬운데, 그러면 요추가 거의 움직이지 않아 효과를 충분히 얻을 수 없다. 잘 되지 않는 사람은 벽 반대쪽의 어깨를 올린다는 생각으로 하는 것도 좋겠다.

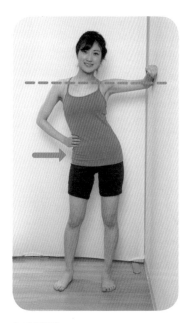

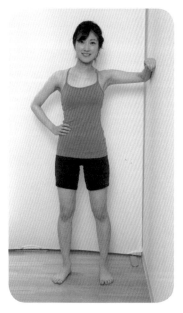

▮ 3단계

양 어깨를 수평으로 유지하면서 오른 손을 골반에 대고 밀어내어 엉덩이를 왼쪽으로 내민 채 2~3초 동안 유지 한다.

▮ 4단계

천천히 처음 자세로 되돌아간다.

▶ 오른쪽 엉덩이 밀어내기 체조

허리를 오른쪽으로 움직이면 좋아지는 유형

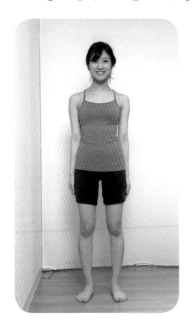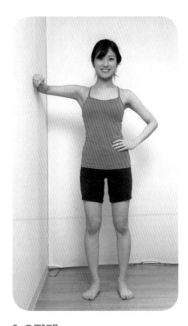

❶ 1단계

벽을 오른쪽에 둔 상태에서 양발을 어깨 너비로 벌리고 벽에서 조금 떨어져 선다.

❶ 2단계

오른쪽 팔꿈치를 구부려서 벽에 대고 오른쪽 어깨와 팔꿈치가 수평이 되도록 벽과 몸의 거리를 조절한다.

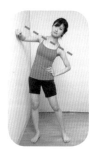

벽과 반대쪽 어깨가 처지지 않도록 할 것!

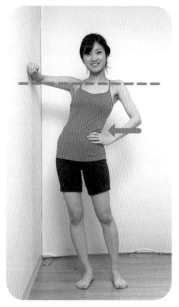

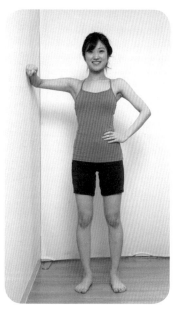

3단계

양 어깨를 수평으로 유지하면서 왼손을 골반에 대고 밀어내어 엉덩이를 오른쪽으로 내민 채 2~3초 동안 유지한다.

4단계

천천히 처음 자세로 되돌아간다.

무릎관절이 좋지 않아서 무릎이 아픈 경우 통증 내비 체조

무릎 펴기 체조와 무릎 구부리기 체조 중 하나를 선택하여 실시한다.

무릎 펴기 체조로 통증이 해소되지 않을 때는 무릎을 바깥쪽을 향하게 하거나 안쪽을 향하게 하여 무릎 펴기 체조를 실시한다. 무릎 구부리기 체조로 통증이 해소되지 않을 때는 무릎이 바깥쪽을 향하게 하거나 안쪽을 향하게 하여 무릎 구부리기 체조를 한다.

통증 내비 체조를 한 후에는 반드시 통증 진단으로 효과를 측정하자. 체조 전보다 통증이 경감되거나 가동 범위가 커지거나 걷기 쉬워졌다면 그대로 체조를 계속한다. 개선되고 있다고 느껴지지 않거나 악화되는 경우는 현재 하고 있는 체조가 적합하지 않은 것으로 볼 수 있다. 그때는 통증 진단으로 돌아가서 유형을 재확인하자.

무릎을 펴면 좋아지는 유형

무릎 펴기 체조

● 하루목표 ● 10회 1세트 × 5~6회 ● 3시간 간격 추천 ●

평소 생활습관과는 반대 방향으로 적극적으로 움직여서 관절포의 어긋남을 바로잡는다.
무릎 펴기 체조를 하기 전에는 현재 자신의 무릎 통증 상태를 미리 파악하는 것이 중요하다.
의자나 바닥에 앉았다가 일어나거나 걷거나 계단을 오르내리며 움직여 보아서 어떤 때 어떤
강도로 통증이 나타나는지, 무릎의 가동 범위는 어느 정도인지 일기 형식으로 기록하자.

닥터 히데오의 권고

처음에는 통증이 개선되었으나 1주일 정도 계속하면 변화가 느껴지지 않는 경우(정체)도 있다. 그럴
때는 바깥을 향해 펼 때 개선되는 외전신전개선유형이나 안으로 향하여 펼 때 개선되는 내전신전개
선유형지도 모른다.

● 1단계

의자에 살짝 걸터앉아 통증이 있는 쪽 다리를 펴서 앞으로 내밀어 무릎의 접시뼈 바로 위에 양 손바닥을 댄다.

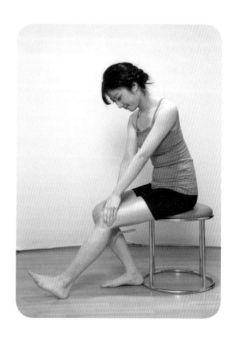

● 2단계

양손에 힘을 주어 무릎을 수직으로 눌러서 무릎 뒤가 완전히 펴졌다고 느껴질 때까지 천천히 힘을 준다. 그대로 1~2초 동안 유지한 후 힘을 뺀다(10회 반복).

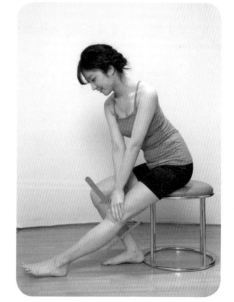

 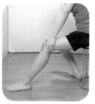

팔꿈치와 무릎이
구부러지지 않도록 주의!

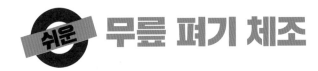

무릎 펴기 체조

● 하루 목표 ● 10회 1세트 × 5~6회 ● 3시간 간격 추천 ●

이 체조는 무릎을 손으로 누르지 않고도 무릎관절을 펼 수 있다. 평상시 앉아 있을 때 할 수 있으며 손이 아파서 무릎을 잘 누르지 못하는 사람도 쉽게 할 수 있다.

● 1단계

의자에 살짝 앉아서 아픈 쪽 다리를 펴서 앞으로 내민다.

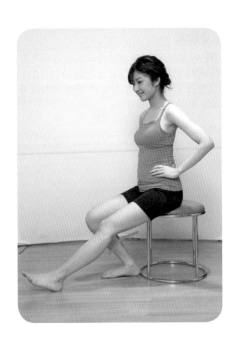

▌ 2단계

허리를 구부리지 않도록 하면서 골반을 앞으
로 기울인다. 무릎 뒤가 완전히 펴졌다고 느
껴질 때까지 골반을 앞으로 기울여서 그대로
1~2초 유지한 다음 힘을 뺀다(10회 반복).

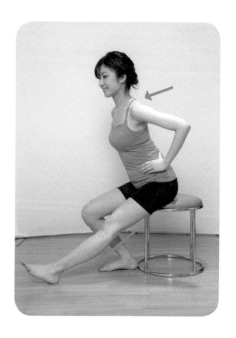

무릎 펴기 체조 _바깥쪽으로

● 하루목표 ● 10회 1세트 × 5~6회 ● 3시간 간격 추천 ●

무릎 펴기 체조로 통증이 어느 정도 개선되었더라도 사라지지 않는 사람은 무릎관절을 바깥쪽으로 돌린 상태에서 서는 동작으로 관절포를 정돈하는 각도를 바꾸어 보자.

● 1단계

의자에 살짝 걸터앉아서 아픈 쪽 다리를 펴서 앞으로 내밀고 무릎 접시뼈 바로 위쪽에 양손 바닥을 댄다.

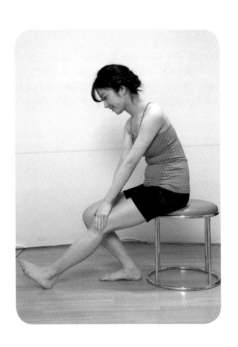

▌2단계

발을 바깥쪽으로 향하고 무릎부터 정강이를
바깥쪽으로 돌린다.

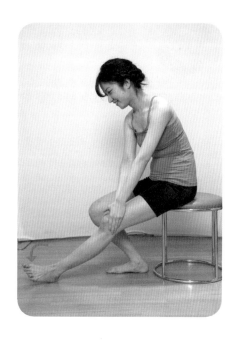

▌3단계

양손에 힘을 주고 무릎을 수직으로 누르며 무
릎 뒤가 완전히 펴졌다고 느껴질 때까지 천천
히 힘들 가한다. 그 상태로 1~2초 유지한 후
힘 빼기를 10회 반복한다.

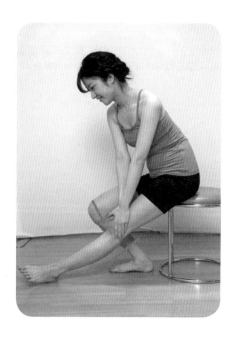

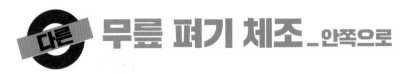

다른 무릎 펴기 체조_안쪽으로

🔴 하루목표 🔴 10회 1세트 × 5~6회 🔴 3시간 간격 추천 🔴

무릎을 밖으로 향하고 펴는 체조로도 통증이 개선되지 않는 사람은 무릎관절을 안쪽으로 돌린 상태로 무릎을 폄으로써 관절포를 바로잡는 각도를 바꾸어 보자.

🔴 1단계

의자에 살짝 걸터앉아서 아픈 쪽 다리를 앞으로 내밀어 접시뼈 바로 위에 양 손바닥을 댄다.

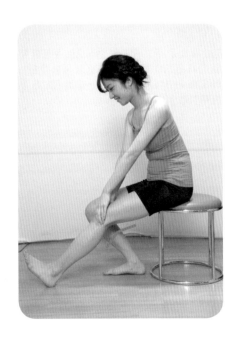

▌2단계

발을 안쪽으로 향하게 하여 무릎부터 정강이
까지 안쪽으로 돌린다.

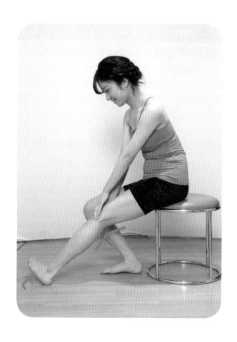

▌3단계

양손에 힘을 주어서 무릎을 수직으로 누르며
무릎 뒤가 완전히 펴졌다고 느껴질 때까지 천
천히 힘을 가한다. 그대로 1~2초 유지한 후
힘 빼기를 10회 반복한다.

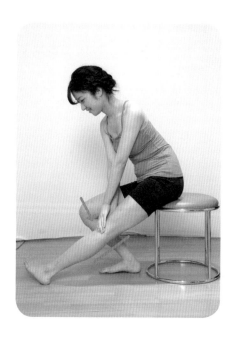

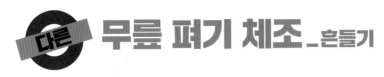

무릎 펴기 체조 _흔들기

통증으로 무릎이 잘 움직이지 않을 때는 흔들기 체조를 하자. 자신에게 적절한 운동 방향을
분명히 알 수 없는 경우에도 다리를 펴고 흔들 때 편해진다면 이 체조를 하자.

■ 1단계

앉은 자세에서 무릎을 조금 펴서 발꿈치를 바
닥에 댄다.

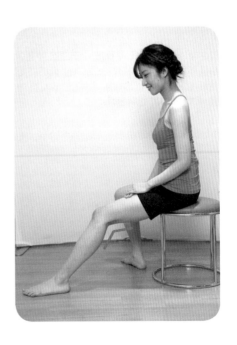

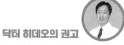
무릎의 힘을 빼고 발목을 축으로 하여 발끝을 위아래로 까딱이는 것이 요령이다. 무릎을 펴는 느낌으로 하므로 무릎을 구부리면 아픈 사람에게 적당하다. 작은 움직임으로 충분한 효과를 볼 수 있다.

이 흔들기 체조는 생각날 때마다 하되 가능한 한 오랜 시간 흔드는 것이 효과가 높아진다.

❚ 2단계

발뒤꿈치를 축으로 발끝을 위아래로 움직여
느릿하게 무릎관절을 움직인다.

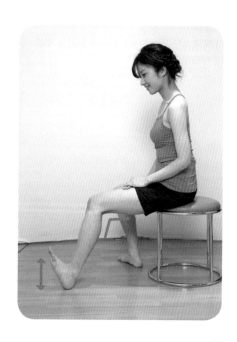

무릎을 구부리면 좋아지는 유형

무릎 구부리기 체조

▌하루목표▌10회 1세트 × 5~6회 ▌3시간 간격 추천▌

평소 생활습관과는 반대 방향으로 적극적으로 움직여서 관절포의 어긋남을 바로잡는다. 의자나 침대를 이용하는데 걸터앉는 면이 움직이지 않는 것을 이용하자. 발을 얹었을 때 무릎 관절이 90도로 구부러지는 정도가 적당한 높이다. 몸이 불안정하다면 등받이가 있는 의자를 이용해서 등받이를 손으로 잡고 실시하자.

▌1단계

아픈 쪽 다리를 의자나 침대에 올리고 무릎 위에 양손을 댄다.

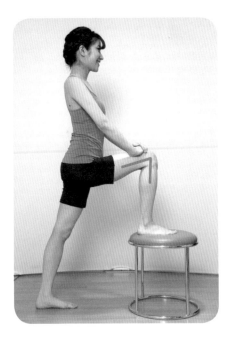

고관절과 허리는
구부리지 않고
무릎만 구부린다!

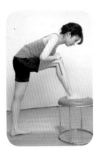

2단계

몸의 중심을 앞쪽으로 이동시키면서 무릎을 앞으로 내밀어 깊숙이 구부린다. 최대한 구부린 상태로 1~2초 유지한 후 처음 자세로 돌아간다(10회 반복).

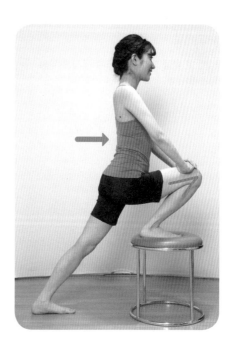

무릎 구부리기 체조_바깥쪽으로

🏃 하루목표 🏃 10회 1세트 × 5~6회 🏃 3시간 간격 추천 🏃

무릎 구부리기 체조로 무릎 통증이 어느 정도 개선되지만 완전히 사라지지 않는다면 무릎관절을 바깥쪽으로 돌리고 무릎을 구부리는 체조로 관절포를 바로잡는 각도를 변화시켜 보자.

▌1단계

아픈 쪽 발을 의자나 침대에 올리고 무릎 위에 양손을 댄다.

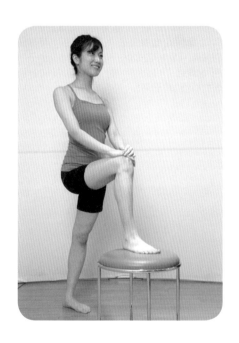

78

● 2단계

발을 바깥쪽으로 향하고 무릎부터 정강이까지
바깥쪽으로 돌린다.

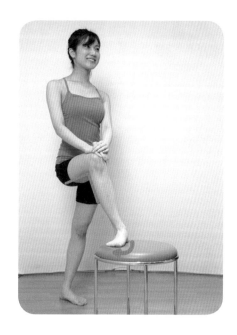

● 3단계

몸 중심을 앞쪽으로 이동시켜 무릎을 앞으로
내밀고, 무릎을 깊게 구부린다. 최대한 구부린
상태로 1~2초 유지한 후 처음 자세로 복귀하
기를 10회 반복한다.

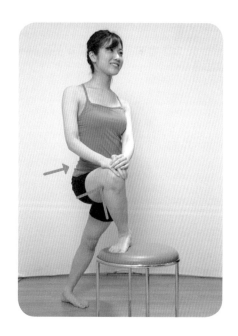

무릎 구부리기 체조 _안쪽으로

●하루 목표● 10회 1세트 × 5~6회 ● 3시간 간격 추천 ●

무릎을 바깥쪽으로 향하고 구부리는 체조로도 개선되지 않는 사람은 무릎관절을 안쪽으로
돌린 상태로 무릎을 폄으로써 관절포를 바로잡는 각도를 바꾸어 보자.

● 1단계

아픈 쪽 발을 의자나 침대에 얹고 무릎 위에
양손을 댄다.

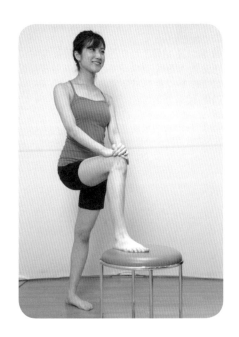

▌2단계

발을 안쪽으로 향하고 무릎부터 정강이까지
안쪽으로 돌린다.

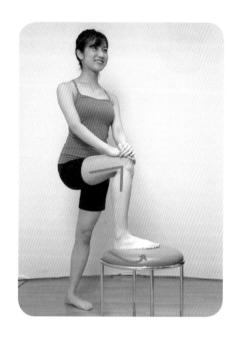

▌3단계

몸 중심을 앞쪽으로 이동시키며 무릎을 앞으
로 내밀어 점차 무릎을 깊숙이 구부린다.
최대한 구부린 상태에서 1~2초 유지한 후 처
음 자세로 되돌아간다(10회 반복).

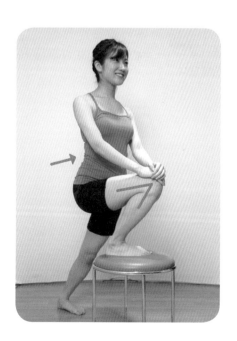

무릎 구부리기 체조 _흔들기

● 하루목표 ● 수시로 ●

무릎을 움직이기 어려울 때는 흔들기 체조를 한다. 적합한 방향이 확실하지 않을 때도 많은데, 다리를 펴고 흔들기보다 구부리고 흔드는 것이 편하다면 관절연골이 좋지 않아서 무릎에 통증이 생기는 경우로 관절 굴곡개선형이라고 판단한다.

● 1단계

의자에 앉아서 무릎을 구부리고 발바닥을 바닥에 댄다.

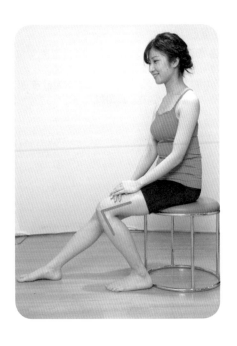

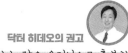
요령은 무릎 힘을 빼고 발 힘만으로 무릎을 아래위로 움직이는 것이다. 작은 움직임으로 충분한 효과가 있다.

이 흔들기 체조는 생각날 때면 하되 가능한 한 오랜 시간 움직이면 효과가 높아진다.

▌2단계

발끝으로 바닥을 짚고 발꿈치를 들어 까치발
드는 것처럼 발목을 움직인다.

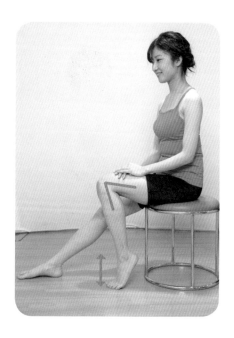

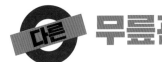

무릎관절 흔들기 체조

◖ 하루 목표 ◖ 수시로 ◖

> 다리를 편 채 흔들어도 편하고 구부린 채 흔들어도 편하다면 구부리기와 펴기 어느 쪽이든
> 조금씩 움직이는 흔들기 체조를 한다.

◖ 1단계

마룻바닥에서 잘 미끄러지는 양말이나 슬리퍼를 신고 의자에 앉은 자세에서 발을 바닥에 댄다.

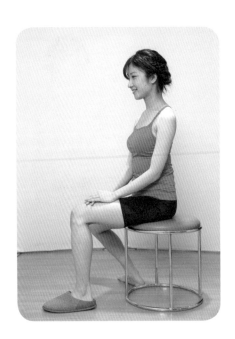

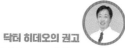

무릎 힘을 빼고 발을 앞뒤로 미끄러뜨림으로써 가벼운 힘으로 무릎관절을 펴는 방향과 구부리는 방향으로 움직인다. 슬리퍼를 신고 마룻바닥에서 하면 부드럽게 움직일 수 있다. 생각날 때마다 실시하되 가능한 한 오래 흔들자. 관절연골의 마모가 원인이므로 시간을 들여 연골에 완만한 부하를 가하면 개선을 기대할 수 있다.

❶ 2단계

발을 앞뒤로 미끄러뜨리면서 부드럽게 무릎관절을 움직인다.

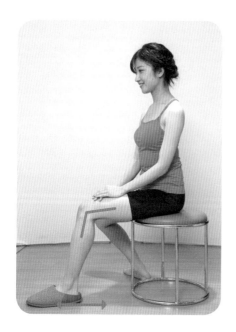
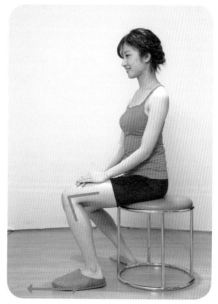

무릎 접시뼈가 좋지 않아서 무릎이 아픈 경우 통증 내비 체조

접시뼈 체조는 일단 가장 통증이 느껴지는 지점인 압통점을 찾는 것부터 시작한다.

접시뼈 안쪽 아래, 바깥 아래, 안쪽 위, 바깥 위를 압박하여 가장 통증을 느끼는 지점을 누르면서 체조를 한다.

압통점을 발견한 다음에는 접시뼈를 누르면서 흔들기 체조를 한다. 무릎을 가볍게 구부리면 슬개대퇴관절이 느슨해져서 흔들기 체조에 효과적이다. 접시뼈를 움직이는 방향은 누르는 위치에 따라 다르다.

통증 내비 체조를 한 후에는 반드시 통증 진단으로 효과 판정을 하자. 체조 전보다 통증이 가벼워지거나 가동 범위가 커지거나 걷기 쉬워졌다면 그대로 체조를 계속한다. 개선을 느끼지 못하거나 악화된 경우는 현재 하고 있는 체조가 적절하지 않다고 생각할 수 있다. 그럴 때는 다시 통증 진단으로 돌아가서 유형을 재확인하자.

접시뼈 안쪽 아래 누르기 체조

❚ 하루목표 ❚ 아침저녁 2세트씩 ❚

> 접시뼈형 무릎 통증 중에서 가장 많은 유형이다. 통증 진단에서 접시뼈 안쪽 아래를 누르면
> 좋아지는 유형으로 판정된 사람은 이 체조를 하자.

❚ **1단계**

**의자에 앉아서 아픈 쪽 무릎을 가볍게 펴고 발
꿈치를 바닥에 댄다.**

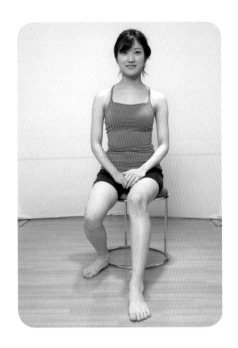

❙ 2단계

양손 엄지손가락을 세워 접시뼈 안쪽 아래 압
통점을 무릎관절 중심을 향하도록 누른다.

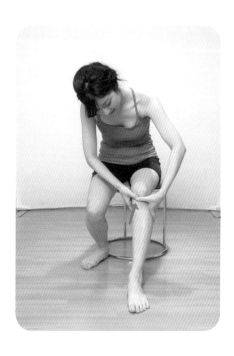

❙ 3단계

압통점을 누르면서 발끝을 가볍게 위아래로
움직인다. 발목을 움직여 무릎을 구부렸다 폈
다 하는 운동을 10회 반복한다.

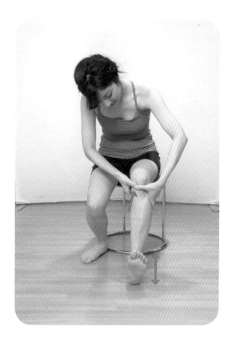

접시뼈 바깥쪽 아래를 누르면 좋아지는 유형

접시뼈 바깥쪽 아래 누르기 체조

● 하루목표 ● 아침저녁 2세트씩 ●

접시뼈형 무릎 통증 중에서 두 번째로 많은 유형이다. 통증 진단에서 이 유형으로 판정된 사람은 접시뼈 바깥쪽 아래 누르기를 꾸준히 하자.

● 1단계

양손 엄지손가락을 세워 접시뼈 언저리 바깥쪽 아래 압통점을 무릎관절 중심을 향해 누른다.

● 2단계

압통점을 누르면서 발끝을 살짝 위아래로 움직인다. 발목을 움직여서 무릎관절을 구부리고 펴는 운동을 10회 반복한다.

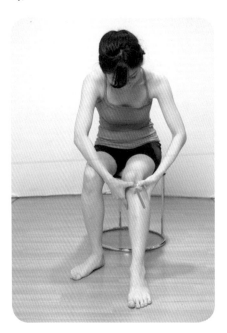

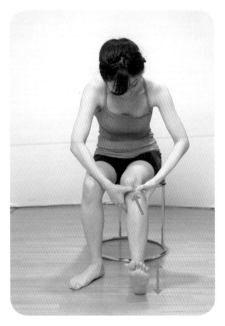

90

접시뼈 안쪽 위를 누르면 좋아지는 유형

접시뼈 안쪽 위 누르기 체조

● 하루 목표 ● 아침저녁 2세트씩 ●

● 1단계

양손 엄지손가락을 세워 접시뼈 주위 안쪽 위 압통점을 무릎관절 중심을 향해 누른다.

● 2단계

압통점을 누르면서 발끝을 가볍게 위아래로 움직인다. 발목을 움직여서 무릎을 구부리고 펴는 운동을 10회 반복한다.

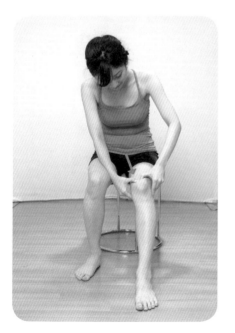
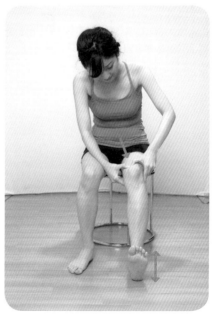

접시뼈 바깥쪽 위 누르기 체조

▌하루 목표 ▌ 아침저녁 2세트씩 **▌**

▌1단계

양손 엄지손가락을 세워 접시뼈 주위 바깥쪽
위 압통점을 무릎관절 중심을 향해 누른다.

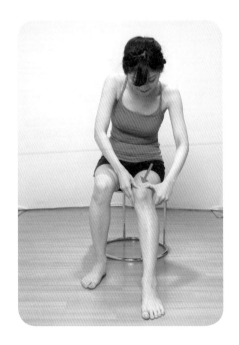

접시뼈형 무릎 통증에서 빈도가 높은 순서대로 ① 접시뼈 내하개선형 → ② 접시뼈 외하개선형 → ③ 접시뼈 내상개선형 → ④ 접시뼈 외상개선형으로 유형 판정을 한다. 접시뼈형 무릎 통증 체조를 할 때는 압통점을 너무 누르면 염증이 심해져 통증이 커질 가능성이 있으므로 과도하게 누르지 않도록 주의하자.

체조를 일주일 정도 지속해도 무릎 통증에 변화가 없거나 오히려 악화된다면 다시 통증 진단으로 돌아가서 다른 유형에 해당하지 않는지 재확인할 필요가 있다.

▌ 2단계

압통점을 누르면서 발끝을 가볍게 위아래로 움직인다. 발목을 움직여서 무릎을 구부리고 펴는 운동을 10회 반복한다.

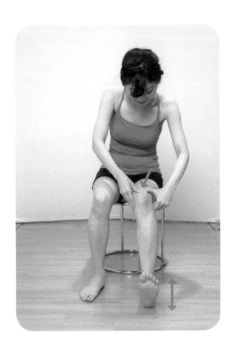

무릎과 연결된 근육이 좋지 않아서 무릎이 아픈 경우 통증 내비 체조

근육의 체조도 접시뼈의 경우와 마찬가지로 우선 압통점을 찾는 것부터 시작한다.

종아리, 허벅지 안쪽, 허벅지 바깥쪽, 허벅지 뒤를 압박하여 가장 통증을 느끼는 지점을 누르면서 체조를 한다.

압통점을 발견한 다음에는 근육을 누르면서 '흔들기 체조'를 한다. 근육이 긴장하면 깊은 곳까지 압박하기가 어려우므로 가능한 한 근육의 긴장을 푼 상태로 흔들기 체조를 하는 것이 효과적이다.

체조를 한 후에는 반드시 통증 진단으로 효과 판정을 하자. 체조 전보다 통증이 가벼워지거나 관절의 가동 범위가 커지거나 걷기 쉬워진다면 그대로 체조를 계속한다. 개선된다고 느껴지지 않거나 악화되는 경우에는 지금 하고 있는 체조가 적합하지 않다고 볼 수 있다. 그때는 다시 통증 진단으로 돌아가서 자신의 무릎 통증 유형을 재확인하자.

장딴지 압박 흔들기 체조

● 하루목표 ● 아침저녁 2세트씩 ●

이 체조는 장딴지에 발생한 압통점을 풀어주는 것인데 장딴지는 종아리 뒤쪽 살이 볼록한 부분이다. 장딴지에는 장딴지근과 그 아래 깊숙이 가자미근이 있어서, 둘 중 어디를 눌러도 함께 압박하게 된다. 근육 이름을 하나하나 확인하지 않아도 눌러 보아서 아픈 부분을 발견하면 된다.

● 1단계

의자에 앉아 무릎 통증이 있는 쪽 다리를 반대편 다리 위에 얹는다.

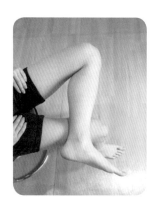
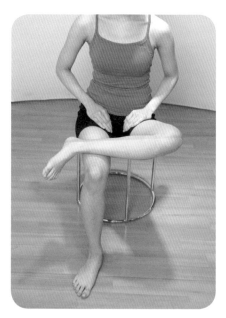

96

◗ 2단계

무릎 뒤 조금 아래 장딴지에 양손 엄지를 대고
손끝으로 강하게 누른다.

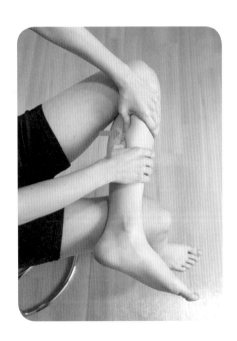

▮ 3단계

압통점을 찾으면 엄지손가락으로 장딴지를 압박하면서 발목을 구부렸다 펴기를 반복한다 (10회 반복).

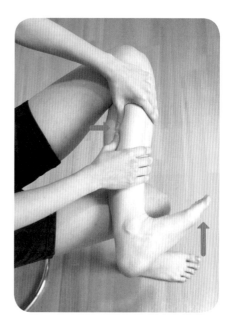

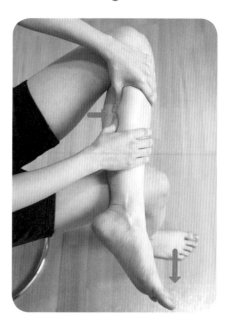

▌4단계

2~3센티미터 정도 발목 쪽으로 이동한 위치에서 다른 압통점을 찾아 반복한다.

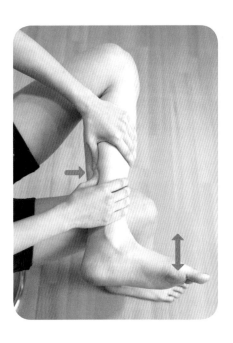

장딴지 압박 흔들기 체조

▮ 하루목표 **▮** 아침저녁 2세트씩 **▮**

> 장딴지는 손이 아닌 무릎 접시뼈를 이용하여 압박할 수도 있다. 평소 앉아 있을 때도 할 수 있고 손이 아파서 누르기 힘든 사람도 쉽게 할 수 있는 방법을 소개한다.

▮ 1단계

의자에 앉아서 무릎 통증이 있는 쪽 장딴지를
다른 쪽 다리의 무릎 접시뼈 위에 얹는다.

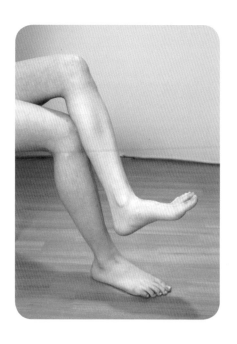

❶ 2단계

무릎의 접시뼈를 장딴지에 대고 접시뼈로 장
딴지를 압박한다.

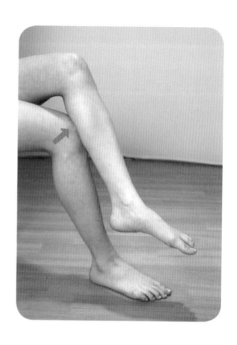

❶ 3단계

압통점이 발견되면 접시뼈로 장딴지를 압박하
면서 발목을 구부렸다 펴기를 10회 반복한다.

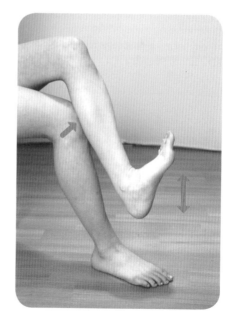

❶ 4단계

장딴지를 압박하는 위치를 발목 쪽으로 2~3
센티미터 정도 옮겨서 다른 압통점에서도 똑
같이 반복한다.

허벅지 안쪽 근육을 압박하면 좋아지는 유형

허벅지 안쪽 압박 흔들기 체조

● 하루 목표 ● 아침저녁 2세트씩 ●

허벅지 안쪽에 있는 내측광근은 넙다리뼈 안쪽부터 정강뼈 안쪽에 걸쳐있어서 무릎관절을
펴는 신전운동을 한다. 내측광근은 허벅지 안쪽의 넓은 범위에 영향을 미친다. 근육 이름과
위치를 하나하나 몰라도 눌러 보아서 아픈 곳을 발견하면 된다.

● 1단계

의자에 앉아서 무릎 통증이 있는 쪽 다리를 한
발짝 앞으로 내민다.

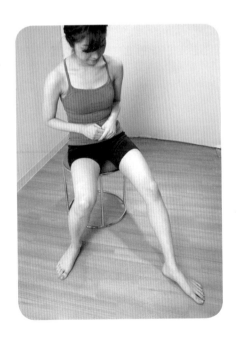

● 2단계

무릎의 접시뼈 내측에 있는 튀어나온 뼈 근처에 양손 엄지를 대고 손가락 끝으로 누른다.

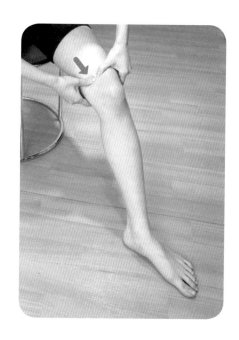

● 3단계

통증이 저릿하게 울리는 압통점이 발견되면 그 부분을 손가락으로 누르면서 발목을 구부렸다 펴기를 반복한다(10회 반복).

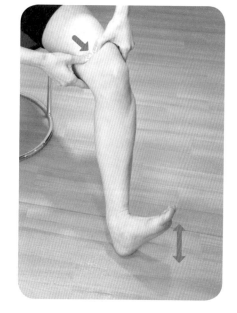

● 4단계

압박 부위를 허벅지 뒤쪽 중앙부까지 조금씩 옮겨가면서 다른 압통점에서도 같은 동작을 반복한다.

허벅지 바깥쪽 근육을 압박하면 좋아지는 유형

허벅지 바깥쪽 압박 흔들기 체조

◗ 하루 목표 ◗ 아침저녁 2세트씩 ◗

◗ **1단계**

무릎의 접시뼈 바깥쪽에 있는 튀어나온 뼈 주
위에 양손 엄지를 대고 손가락을 누른다.

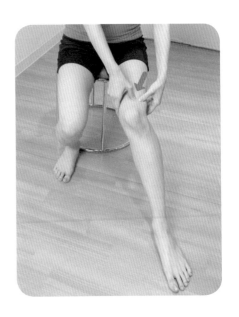

허벅지 바깥쪽에 있는 외측광근은 넙다리뼈 외측부터 정강뼈 외측에 걸쳐져 있어서 무릎관절을 펴는 신전운동을 한다. 외측광근은 허벅지 바깥쪽의 넓은 범위에 영향을 미친다. 일일이 근육 위치를 확인하지 않더라도 눌러보았을 때 아픈 부위를 발견하면 된다.

❚ 2단계

압통점이 발견되면 그 부분을 손가락으로 누르면서 발목 구부렸다 펴기를 10회 반복한다.

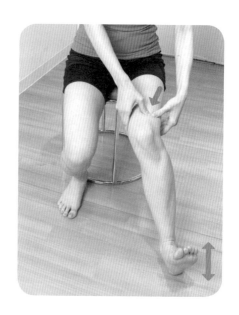

❚ 3단계

압박하는 부위를 허벅지 뒤쪽 중앙부까지 조금씩 옮겨가면서 다른 압통점에서도 같은 동작을 반복한다.

허벅지 뒤쪽 근육을 압박하면 좋아지는 유형

허벅지 뒤쪽 압박 흔들기 체조

❚ 하루 목표 ❚ 아침저녁 2세트씩 ❚

❚ **1단계**

테니스공을 1개 준비하여 의자에 깊숙이 앉
는다.

❚ **2단계**

무릎 뒤 약간 위쪽에 테니스공을 대고 천천히
체중을 싣는다.

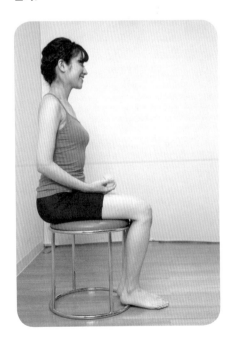
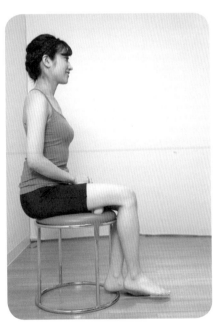

허벅지 뒤쪽 바깥쪽에는 넙다리 두 갈래근이, 안쪽에는 반막근과 반힘줄근이 있는데 이들 근육군을 총칭해서 햄스트링스라고 한다. 햄스트링스는 무릎을 구부리는 굴곡과 고관절을 펴는 신전을 한다. 그밖에 반막근과 반힘줄근은 고관절과 무릎을 안쪽으로 모아 돌리는 내전을 하고 넙다리 두 갈래근은 바깥쪽으로 벌려 돌리는 외전을 한다.

햄트스링스는 손가락으로는 누르기 힘들기 때문에 딱딱한 테니스공을 사용한다.

▌ 3단계

테니스공에 체중을 실은 채 무릎을 흔든다(10회 반복).

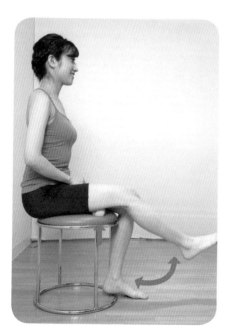

▌ 4단계

테니스공을 허벅지 뒤 중앙부까지 조금씩 옮겨 가면서 다른 압통점에서도 같은 동작을 한다.

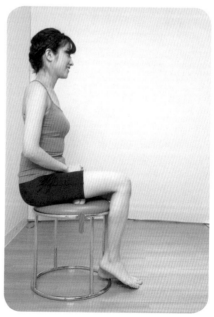

3장

무릎 통증의 원인
네 부위

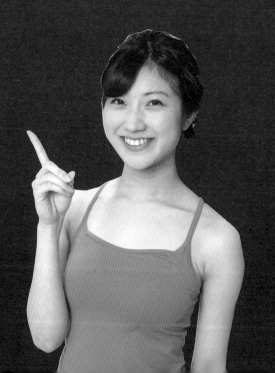

무릎의 구조

무릎관절은 다음 뼈 4개로 구성된다
- **넙다리뼈**
- **정강뼈**
- **무릎뼈**
- **종아리뼈**

**무릎의 뼈 정면 그림
(무릎 폈을 때)**

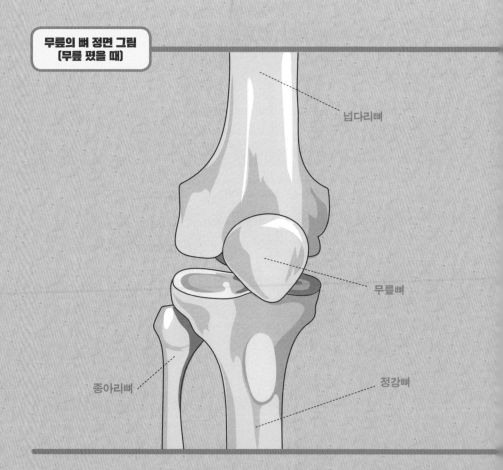

넙다리뼈

무릎뼈

종아리뼈

정강뼈

넙다리뼈과 정강뼈 사이에 있는 '대퇴경골관절'에는
다시 안쪽과 바깥쪽 관절이 2개 있어서
무릎관절은 크게 세 부위로 나뉜다.

**무릎관절 정면 그림
(무릎 구부렸을 때)**

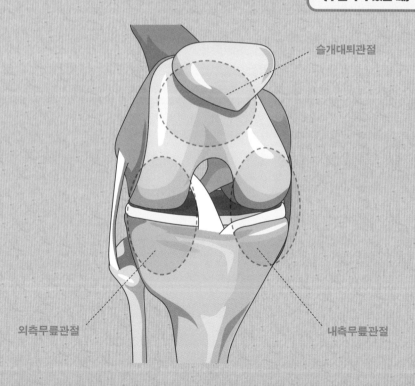

슬개대퇴관절

외측무릎관절

내측무릎관절

무릎 안쪽에 있는 관절(내측대퇴경골관절)이다.

O자형 다리인 사람이 손상을 입기 쉬운데, 이 부위가 손상되면 '내측형 변형성슬관절증'이라고 한다.

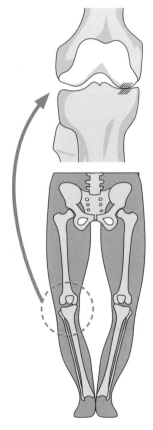

O자형 다리의 무릎

❷ 외측무릎관절

무릎 외측에 있는 관절(외측대퇴경골관절)이다. X자형 다리인 사람이 손상을 입기 쉬우며, 이 부분이 손상되면 '외측형 변형성슬관절증' 이라고 한다.

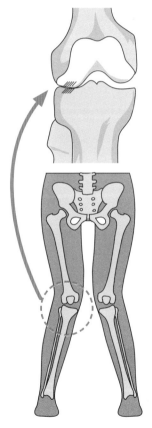

X자형 다리의 무릎

❸ 슬개대퇴관절

무릎 접시뼈에 있는 관절로서, 무릎뼈와 넙다리뼈 사이의 관절이
다. 이 관절이 손상되면 '슬개대퇴관절증'이라고 한다.

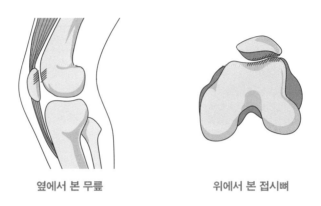

옆에서 본 무릎   위에서 본 접시뼈

　넙다리뼈, 정강뼈, 무릎뼈는 '관절포'라고 하는 관절의 주머니와
인대, 근육, 힘줄로 이어져 있다. 무릎관절 한가운데에는 무릎이 앞
으로 어긋나는 것을 방지하는 '전방십자인대'와 뒤로 어긋나는 경
우를 방지하는 '후방십자인대'가 있고, 안쪽에는 안쪽으로 어긋나
는 것을 방지하는 '내측측부인대', 바깥에는 바깥쪽으로 어긋나는
것을 방지하는 '외측측부인대'가 있다.

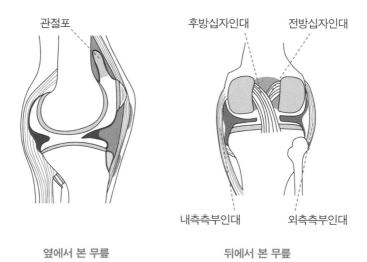

관절포

후방십자인대

전방십자인대

내측측부인대

외측측부인대

옆에서 본 무릎

뒤에서 본 무릎

무릎관절 한가운데 있는 인대에는 신경이 지나고 있지 않기 때
문에 손상되더라도 바로 통증을 느끼지 않지만 무릎관절 양측에
있는 인대에는 신경이 지나고 있어서 즉시 통증을 느낀다.

넙다리뼈, 정강뼈, 무릎뼈가 만나는 부분은 뼈와 뼈가 직접 마찰하지 않도록 '관절연골'이라는 매끈하고 탄력성 있는 연골조직으로 싸여있다. 관절연골은 80퍼센트가 수분이고 나머지 20퍼센트는 콜라겐, 히알루론산, 콘드로이틴황산 등의 성분으로 구성되어 있다.

관절연골에는 혈관이 지나지 않기 때문에 혈액으로부터 직접 영양을 공급받을 수가 없다. 그래서 관절이 하중을 받을 때마다 '밀킹'이라는 확산 작용이 일어나 관절에서 연골로 관절액이 이동하면서 영양을 공급하고 있다.

하지만 밀킹으로 받는 영양 보급은 혈관으로 받는 것에 비해 효율이 낮기 때문에 관절연골은 한번 손상되면 회복이 어렵다. 또 관절연골에는 신경이 지나지 않기 때문에 곧바로 통증을 느끼지 않는다.

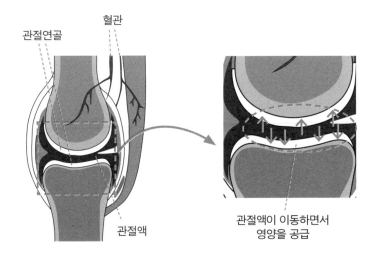

관절연골   혈관

관절액

관절액이 이동하면서
영양을 공급

관절포의 내부를 채우는 관절액은 무릎을 구부리고 펴는 동작을 돕는 윤활유 역할을 한다. 관절액의 양은 통상 1cc도 못 되지만 관절포의 안쪽 활막에 염증이 생기면 관절포 속에 물이 차서 무릎을 구부리거나 펴기 어려워진다.

관절포에는 신경이 지나고 있기 때문에 관절포가 어긋나거나 관절 내에 염증이 생기면 곧 통증을 느낀다.

관절포에 찬 물

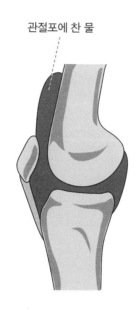

넙다리뼈의 연골과 정강뼈의 연골 사이에는 섬유와 연골로 이루어진 '반월판'이 있어서 쿠션 역할을 한다.

반월판은 초승달 모양인데 무릎의 안쪽과 바깥쪽에 한 장씩 위치한다. 반월판이 있는 덕에 무릎관절의 접촉 면적이 커져 넙다리뼈와 정강뼈가 관절연골에 가하는 부담을 분산시킬 수 있다. 반월판에는 혈관이 많이 지나지 않기 때문에 관절연골과 마찬가지로 한번 손상되면 회복하기 어려운 조직이다. 신경이 지나고 있지 않아서 손상되어도 통증을 느끼지 않는다.

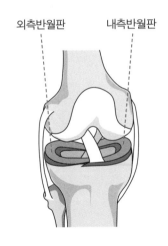

앞에서 본 무릎

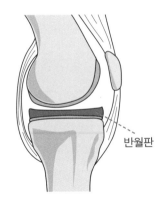

옆에서 본 무릎

무릎관절을 움직이는 것은 근육이다. 근육이 수축하면 그 힘이
힘줄을 통해 뼈에 전해지고 무릎관절이 움직이는 구조다

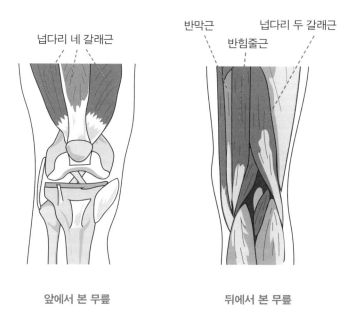

넙다리 네 갈래근

반막근   넙다리 두 갈래근
반힘줄근

앞에서 본 무릎   뒤에서 본 무릎

무릎관절을 펴는 움직임(신전)을 하는 것은 넙다리 네 갈래근이고, 구부리는 움직임(굴곡)을 하는 것은 넙다리 두 갈래근과 반막근 및 반힘줄근으로 이루어지는 '햄스트링스'라는 허벅지 뒤쪽의 근육군이다.

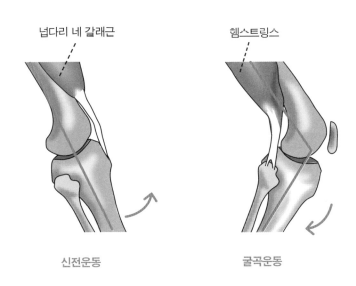

넙다리 네 갈래근   햄스트링스

신전운동   굴곡운동

무릎관절을 구부린 상태라면 안쪽으로 돌리는(내전) 운동과 바깥쪽으로 돌리는(외전) 운동을 할 수 있는데, 무릎관절을 편 상태에서는 할 수 없다. 넙다리 두 갈래근은 무릎관절을 바깥쪽으로 돌리고, 반막근과 반힘줄근은 무릎관절을 안쪽으로 돌리는 역할도 한다. 근육에는 신경이 지나고 있으므로 즉각 통증을 느낀다.

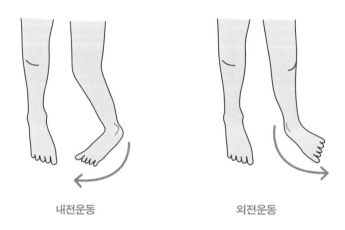

내전운동   외전운동

무릎 통증은
이렇게 발생한다

단순하게 무릎 통증이라고 말하지만, 현대 의학에서도 그 원인을 완전히 해명하지 못하고 있다. X선 사진으로 본 무릎관절의 변형이 반드시 무릎 통증의 원인이라고 단정할 수는 없다는 보고도 있다. 내가 진료하는 환자들 중에도 재활치료 후 편안하게 걷게 되었음에도 X선 사진상으로는 이전보다 무릎관절의 틈이 좁아진 경우가 있다. 반대로 무릎 통증이 심한데도 X선 사진에는 아무런 이상이 보이지 않는 환자도 있으니 알 수 없는 일이다.

무릎 통증에는 뼈와 연골, 반월판, 인대, 근육, 신경 등 많은 조직이 관련되어 있고 원인이 분명하지 않은 것도 많이 있다. 시행착오를 겪으면서 많은 무릎 통증 환자를 치료하는 동안 무릎 통증의 원인 부위를 넷으로 나누어 고려하는 방법이 치료에 유용하다는 점을 알게 되었다.

무릎 통증의 원인 부위는 다음 네 가지이다.
① 요추
② 무릎관절
③ 무릎 접시뼈
④ 무릎 주위 근육

무릎 통증을 개선하기 위해서는 자신의 무릎 통증이 ①부터 ④ 중 어디에 해당하는지를 파악하여 각각의 원인 부위에 맞는 체조를 하는 것이 꼭 필요하다.

무릎 통증의 원인 부위는 하나만이 아닌 경우도 있는데 경과가 오래되면 몇 가지 원인 부위가 겹쳐 발생하기도 한다.

우리 클리닉에서 치료한 무릎 통증 111사례를 조사한 결과 통증의 원인 부위별 비율은 무릎관절 86퍼센트, 요추 68퍼센트, 접시뼈 20퍼센트, 근육 14퍼센트로 무릎관절이 원인인 경우가 가장 많았다.

하지만 주요 원인 부위로 한정해서 조사해 보니 요추 55퍼센트,

무릎관절 40퍼센트, 접시뼈 5퍼센트, 근육 0퍼센트로 무릎 통증에 요추의 관련성이 크다는 점이 밝혀졌다.

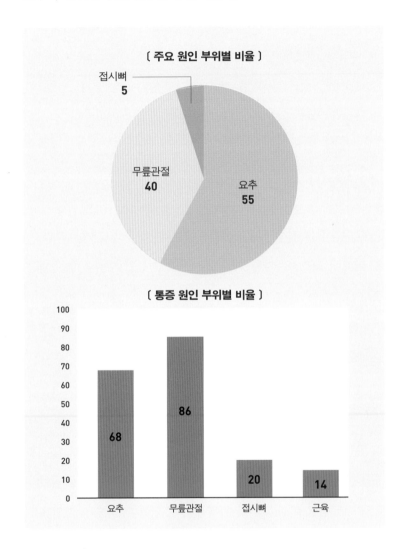

요추가
원인인 경우

우리 클리닉의 조사에서 요추 이상이 원인인 신경통으로 인해 발생하는 무릎 통증은 68퍼센트였는데 주요 원인에서 가장 많은 55퍼센트를 차지했다.

요추에는 척수가 지나고 있다. 그로부터 좌우로 신경뿌리가 분기된다. 요부 척추관협착증이나 요추 추간판탈출증 같은 요추의 질병에 의해 신경뿌리가 압박되면 '신경뿌리증'이라는 신경통이 생긴다. 이런 신경통이 무릎 통증으로 느껴지는 경우가 있는 것이다.

또 요추의 추간판이 어긋나 추체의 연골하골 손상, 추관절근의 어긋남이 발생하면 멀리 떨어진 무릎에 '관련통'으로서 무릎 통증이 일어나기도 한다. 관련통이란 신경의 지배영역과 일치하지 않는 곳에 나타나는 동통으로, 무겁거나 둔하게 느껴지기도 한다. 관련통이 일어나는 원인은 아직 확실하게 밝혀지지 않았는데 허리에는 통증이 없음에도 요추가 원인이 되어 무릎 통증을 일으키는 일이 있다.

신경뿌리증도 관련통도 신경이 통증을 만드는 것이지만, 이 신경통이 무릎관절에 염증을 일으기기도 한다. 흥분한 신경이 신성 말초부에서 '신경펩티드'라는 물질을 분비함으로써 조직에 염증이 일어나고 무릎에 물이 차는 것이다.

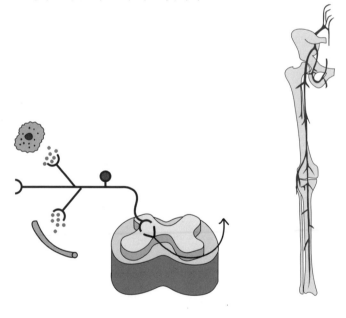

신경염증   **요추에서 시작하는 좌골신경**

허리에서 다리에 걸쳐 통증이 있다면 원인이 허리의 신경통이라고 쉽게 알 수 있지만 허리에 전혀 통증이 없는데 무릎만 통증이 있는 경우에는 증상이나 사진만으로는 진단이 매우 어렵다. 더구나 무릎에 물이 차 있기라도 하면 무릎관절에 문제가 있다고 생각하기 쉽다.

무릎 통증 환자이고 무릎에 물이 찬 상태지만 무릎관절 X선 사진이나 MRI에는 이상이 보이지 않는 경우가 있다. 그런 원인불명의 무릎 통증에 요추를 치료하면 무릎의 통증이 개선되고 부기가 빠져서 움직이기 편해지는 사례도 있다. 이와 같은 치료 경험으로부터 요추에서 발생한 신경통이 무릎 통증을 일으키고 나아가 무릎관절 염증을 만드는 원인이 된다는 사실을 알 수 있다.

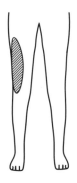 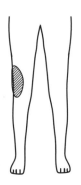

허벅지에서 무릎에 걸친 통증　　　　**무릎에만 느껴지는 통증**

무릎의 통증이 허벅지부터 무릎에 걸쳐서 느껴진다면 요추에서 발생한 통증일 가능성이 높다고 판단할 수 있다. 또 경련을 동반하는 무릎 통증도 요추에서 기인한 신경통일 가능성이 높다. 하지만 무릎에만 느껴지는 통증이거나 경련을 동반하지 않는 통증이더라도 요추에서 기인한 신경통일 가능성을 배제할 수 없다.

무릎관절이
원인인 경우

우리 클리닉의 조사에 따르면 무릎 통증을 느끼는 사람 중에 가장 많은 86퍼센트가 무릎관절에 이상이 있었지만, 주요 원인에서 무릎관절 이상의 비율은 요추보다 적은 40퍼센트였다. 무릎관절에 이상이 있는 무릎 통증은 무릎관절을 감싸는 관절포의 어긋남이나 염증, 또는 연골 마모로 인한 뼈 손상으로 발생한다.

관절포는 신경이 지나고 있어서 뒤틀리면 즉시 통증을 느낀다. 관절 속에 염증이 생기면 관절포가 자극 받아 안정 상태에서도 통증을 느끼게 된다. 반복해서 염증이 발생하여 관절포가 수축하면 자칫 손상되기 쉬워지며 악화하면 무릎관절의 가동 범위가 제한되기도 한다.

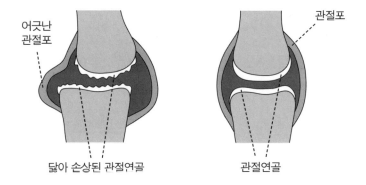

어긋난
관절포

관절포

닳아 손상된 관절연골

관절연골

관절포의 어긋남을 악화시키는 방향으로 무릎관절을 움직이면 통증이 심해지고 어긋남을 개선하는 방향으로 무릎관절을 움직이면 통증이 가벼워진다.

관절포의 어긋남에 의한 통증은 어긋남을 바로잡으면 서서히 잦아든다. 다만 안정 상태에서도 통증이 느껴진다면 잠시 안정을 취하는 편이 안전하다.

관절연골에는 신경이 없으므로 표면의 손상만으로는 통증을 느끼지 않는다. 그러나 닳아 손상된 연골의 파편이 활막을 자극하면 무릎관절에 염증이 생기고 무릎 통증의 원인이 된다.

또한 연골 손상이 진행되어 연골 아래의 뼈(연골하골)가 손상되면 통증으로 무릎관절의 가동 범위가 매우 제한되어 구부리고 펴기가 어려워진다.

연골 조직의 손상으로 인한 통증인 경우 체조를 한다고 금세 좋아지지 않는다. 적절하게 밀킹을 일으키는 작은 움직임을 장시간 실행함으로써 관절액으로부터 영양을 공급받아서 관절연골이 회복되기를 기다려야 한다.

무릎 접시뼈가
원인인 경우

접시뼈 주위 관절·슬개대퇴관절 이상이 원인인 무릎 통증은 무릎의 앞쪽에 통증을 느끼는 일이 많고 무릎을 움직일 때 삐걱거리는 소리가 나는 경우도 있다.

이 유형의 무릎 통증은 '접시뼈가 한쪽으로 치우쳐 움직인 탓'에 일어난다고 생각할 수 있다. 접시뼈 주위의 관절포, 근육, 힘줄에는 신경이 지나고 있으므로 위치가 어긋나면 통증을 느낀다. 접시뼈의 움직임이 오랜 기간 한쪽으로 치우치면 슬개대퇴관절의 관절연골이 닳아 손상되어 슬개대퇴관절증이 된다.

접시뼈가 치우친 상태를 악화시키는 방향으로 움직이면 통증이 심해지며 개선하는 방향으로 움직이면 통증이 줄어든다.

접시뼈가 어긋나 생기는 통증은 어긋남을 바로잡으면 서서히 가라앉는다.

슬개대퇴관절의 관절연골이 닳아서 생긴 슬개대퇴관절증에는 체조가 아니라 적절하게 밀킹을 일으키는 약한 운동을 장시간 실시하는 게 효과가 있다. 관절액으로부터 영양을 공급받아서 관절연골이 회복되기를 기다리자.

위에서 본 무릎

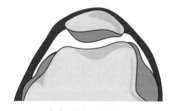
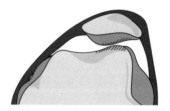

정상 위치 접시뼈   **한쪽으로 치우친 접시뼈**

근육이
원인인 경우

근육의 이상이 원인인 무릎 통증은 우리 클리닉에서 조사한 사례 중 14퍼센트에서 통증의 원인 부위로 지목되었지만, 주요 원인 부위인 사례는 없었다. 근육은 무릎 통증의 근본적인 원인은 아니지만 근육을 치료하지 않으면 좀처럼 통증이 사라지지 않는다.

왜냐하면 무릎관절에 이상이 발생하면 관절을 보호하기 위해 근육이 긴장한다. 이것을 방어성 수축이라고 하며 그 자체는 바람직한 반응이지만 근육의 긴장이 장시간 지속되면 강직(spasm)상태, 즉 근육이 항상 수축하는 상태가 되어서 점차 근육 자체가 손상되고 무릎 통증의 원인이 된다.

근육의 강직을 저하시키면 통증은 감소하지만 무릎관절에 이상이 남아있는 한 근육은 무릎관절을 보호하고자 다시 강직을 일으킨다.

마사지를 해서 통증을 줄여도 일시적 효과일 뿐, 다음날이면 다시 통증이 생기는 이유도 여기에 있다.

근육의 치료는 단독으로는 효과가 약하므로 무릎관절이나 요추, 접시뼈 치료와 함께 실시하도록 하자.

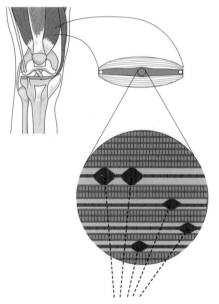

강직(근섬유가 항상 수축하고 있는 상태)

4장

통증 없이 평생 쓰는
무릎 관리 습관

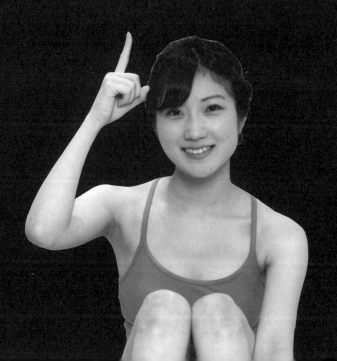

무릎 통증의 유형에 따른 자세 개선법

재발이나 악화를 방지하려면 무릎 통증이 개선된 후에도 바른 자세와 동작을 염두에 두자. 한마디로 '바른 자세'라고 하지만 대충 등을 곧게 펴기만 하면 되는 것은 아니다.

자세를 개선하는 방법은 원인 부위가 요추냐 무릎관절이냐에 따라 달라진다. 또 원인 부위가 접시뼈나 근육인 경우는 여기서 설명하는 것 중에서 편안하다고 느껴지는 자세와 동작을 찾아 실시하자.

요추 이상으로 무릎이 아픈 유형 ❶

체크: 허리를 뒤로 젖혔을 때 통증이 감소한다

1 ➡ 의자에 깊숙이 앉아 등뼈 하나하나의 움직임을 의식하면서 등을 천천히 펴고 가슴을 비스듬히 위로 내밀어 허리를 젖힌다.

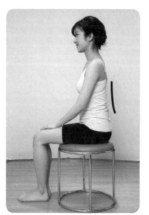 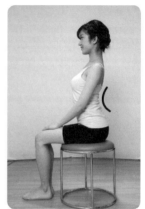

2 ➡ 등뼈의 움직임을 의식하면서 천천히 등을 편안하게 하여 몸이 안정을 느끼는 자세에서 멈춘다.

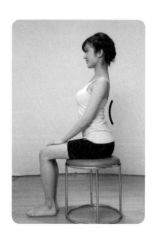

요추 이상으로 무릎이 아픈 유형 ❷
체크: 허리를 앞으로 구부렸을 때 통증이 감소한다

1 ━ 의자에 살짝 걸터앉아서 등뼈 하나하나의 움직임을 의식하면서 등을 천천히 구부려 고양이처럼 가능한 한 둥글게 만든다.

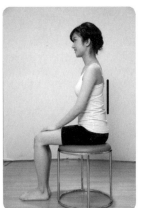 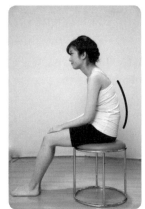

2 ━ 등뼈의 움직임을 의식하면서 통증이 나타나지 않을 때까지 등을 펴서 몸이 안정을 느끼는 자세에서 멈춘다.

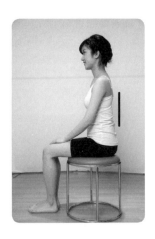

무릎관절 이상으로 무릎이 아픈 유형 ❶

체크: 무릎을 폈을 때 통증이 감소한다

1 ➡ 의자에 걸터앉아 아픈 쪽 무릎관절을 편다

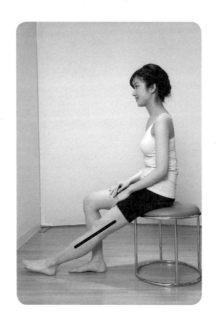

무릎관절 이상으로 무릎이 아픈 유형 ❷

체크: 무릎을 구부렸을 때 통증이 감소한다

1 ━ 의자에 걸터앉아서 아픈 쪽 무릎관절을 구부린다

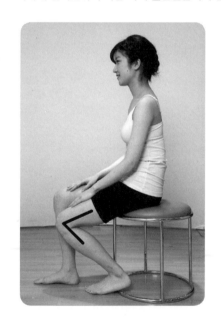

생활하면서 느끼는 통증을
지침으로 이용한다

일상생활에서 무릎에 좋은 동작은 어떤 것일까?

가장 신용할 수 있는 지표는 역시 통증이다. 통증 내비 체조는 무릎 통증을 내비게이션으로 삼아 자신의 무릎 상태에 맞는 체조를 찾아내는 것인데, 같은 방식으로 자신에게 맞는 일상 동작도 찾을 수 있다.

통증은 몸이 보내는 알람이다. 몸에 이상이 생겼다는 사실을 알려주기 위한 것이다. 통증을 느끼지 않으면 몸에 중대한 문제가 일어나도 치명적이 될 때까지 모른다.

예를 들면 중증 당뇨병 환자는 발의 신경이 마비되어 아픔을 느끼지 못하는 당뇨병성 신경장애가 생기기도 한다. 이렇게 되면 신발이 맞지 않아도 모르고 최악의 경우는 괴저로 발이 썩어 들어 절단할 수밖에 없다.

통증을 느끼면 그것을 정보로서 받아들이자. 그 통증을 지침으로 어떻게 문제 개선에 도움을 주는가가 중요하다.

누구나 통증을 겪기는 싫겠지만 자신의 몸을 이해하는 중요한 신호라고 생각하면 조금 달리 받아들일 수 있게 된다. 이것이 약이나 주사로 통증을 억제하는 대증요법적인 치료법과 180도 다른 점이다.

물론 통증이 심해서 일상생활에 지장이 있는 경우는 일시적으로 진통제를 먹어도 괜찮다. 하지만 약은 서서히 줄여야 한다. 진통제를 3년 동안 복용하면 복용하지 않은 사람보다 연골 양이 감소한다는 데이터도 있다. 약으로 통증을 억제하면서 무릎관절에 부담을 주는 행동을 계속하면 오히려 관절이 파괴되므로 진통제는 최소한으로 하자.

통증 개선에는
일기가 효과적이다

무릎 통증에 대해 적절한 동작은 정해진 바가 없다. 개개인의 통증과 일상생활의 관계를 분석하여 판단해야 한다.

　그러기 위해서 우리 클리닉에서는 무릎 통증과 동작을 기록한 '통증개선일기'를 활용하고 있다. 이것은 무릎 통증뿐 아니라 척추관협착증이나 신경뿌리증 등 몸의 통증 전반을 운동요법으로 개선하기 위한 기록이다.

　아침부터 무릎 통증으로 힘든 날이라면 전날 어떤 일이 있었는지 일기에서 확인해 보자.

　이를테면 걷기운동을 한 다음날 반드시 통증이 심해진다면, 걷기가 무릎에 부담을 주고 있다고 판단할 수 있다. 운동을 하는 동안에는 통증이 없었지만 그 후에 아프다면 그 운동은 삼가자.

만약 비오는 날 언제나 통증이 심해진다면 기압의 영향으로 신경이 과민해져서 통증이 발생하는 것이라고 판단할 수 있다.

다음 페이지의 요점을 파악하여 반드시 직접 통증개선일기를 작성해 보라. 틀림없이 쓰기를 잘했다고 생각하게 되리라.

❶ 날짜

어떤 날 통증이 강해졌는지 뿐 아니라 주 단위, 월 단위로 통증을 추적하는 데 도움이 된다.

❷ 통증의 정도

통증을 0~10으로 설정하여 통증의 강도를 11단계로 표시한다.

❸ 체조 시간과 빈도

틈틈이 체조를 한 날과 바빠서 거의 하지 못했던 날, 통증이 어느 정도 다른지 알아보자.

❹ 자세

바쁘더라도 자세 개선은 언제든 할 수 있으므로 자세의 중요성을 체감하는 데 도움이 된다.

❺ 느낀 점

어떤 일상 동작이 통증에 영향을 미치는지 알게 되면 어떻게 일상을 보내야 하는지 보인다.

통증에만 신경을 쏟는 것도 좋지 않지만 통증을 피하기만 하는 것도 근본적인 해결에 도움이 되지 않는다. 통증개선일기는 통증을 직시하고 통증을 개선하는 행동을 찾는 방법이다. 그래서 '통증일기'가 아니라 '통증개선일기'인 것이다.

통증개선일기 (월)   이름

날짜	요일	통증의 강도 (통증 없음 ←→ 최악의 통증) 1 2 3 4 5 6 7 8 9 10	체조, 흔들기 운동을 한 시간대 (○:10회 가량 △:5회 가량 …:흔들기) 6 7 8 9 10 11 12 13 14 15 16 17 18 19 … 20 21 22 23	자세 ○/△/×	코멘트 (행동, 걷기, 통증의 형태 등)
예		○(3), ○(8)	△(13), …(11·12), △(20), ○(8)	△	1시간 걸었더니 아픔
1					
2					
3					
4					
5					
6					
7					
8					
9					
10					
11					
12					
13					
14					
15					

운동은 통증이 발생하지 않는 범위에서 한다

운동을 너무 많이 하면 무릎 통증이 발생할 위험이 높아진다.

육상 선수에게 무릎 통증 비율이 높다는 데이터도 있으니 격한 운동은 권하지 않는다. 하지만 통증이 없는 범위라면 오히려 관절 연골을 적절히 자극하는 것이 NF-κB가 관절의 염증을 억제하고 통증을 완화하는 효과를 기대할 수 있다. 하지만 어느 정도까지 해도 괜찮은지는 어디까지나 자신의 통증이 지표가 되므로 주의가 필요하다.

추천하는 방법은 지팡이를 이용해서 걷는 운동이다. 지팡이가 하나라면 아프지 않은 쪽에 짚고 걷는다. 지팡이를 앞에 두는 동시에 아픈 쪽 다리를 내밀어서 지팡이와 아픈 다리에 체중을 분산시킨다. 지팡이 2개를 사용하는 노르딕 워킹은 하나만 사용하는 것보다 무릎에 부담이 줄어드니 추천한다.

수영장 물속에서 걷는 운동도 통증이 없는 범위라면 괜찮다. 어디까지나 통증이 심해지지 않는 범위에서만 하자. 달리기는 무릎에 부담이 크기 때문에 권장하지 않는다.

가벼운 산행도 인기가 있다. 자연 속에서 걷는다는 즐거움을 만끽하며 자신에게 적당한 속도로 걸을 수 있다는 점이 좋다. 지팡이를 2개 짚고 걸으면 더욱 안전하게 즐길 수 있다. 다만 등산하는 수준이 되면 무릎에 부담이 심해지고 오히려 손상을 입는 경우도 있으므로 충분히 주의하기 바란다.

테니스를 해도 괜찮은지도 많이 묻는데 순간적으로 힘차게 바닥을 딛는 동작이 많아서 그다지 추천할 수 없다.

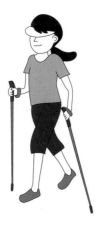

골프는 통증이 없다면 괜찮지만 허리나 무릎을 급격하게 비트는 동작이어서 무리는 금물이다. 게이트볼은 몸에 부담이 되지 않으므로 고령자에게 권장한다.

당질제한은
무릎 통증 개선에 효과가 있다

비만(대사증후군)은 무릎 통증 발생에 분명하게 관련이 있다.

비만도를 나타내는 BMI(Body Mass Index) 수치가 높아질수록 무릎 통증이 발생할 위험성이 높아진다는 보고도 있다. 가이드라인에서도 비만인 무릎 통증 환자에게는 감량을 권한다(권장도 96퍼센트).

나는 무릎 통증 개선을 위한 식사로 환자에게 당질제한식을 권한다.

당질제한의 효과는 비만 해소만이 아니다. 뼈나 연골 같은 운동기를 강하게 하는 효과도 있다. 당질제한은 당뇨병 때문에 혈당치를 낮추는 치료 중인 사람이 아니라면 누구든 시작할 수 있다.

일반적인 '탄수화물을 먹지 않는' 당질제한은 효과적이기는 해

BMI (Body Mass Index: 체질량지수)

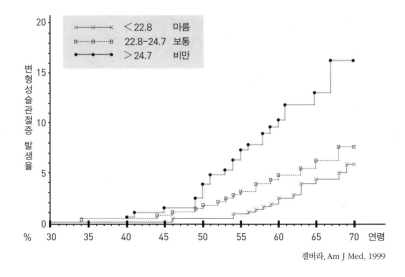

젤버라, Am J Med, 1999

도 100퍼센트 탄수화물을 배제한 식사로는 부족하고 장기간 계속

하기 어렵다는 문제가 있다. 그래서 나는 밥과 비슷한 먹거리, 말하

자면 '대용밥'을 이용하는 방법을 고안했다.

구체적으로는 달걀대용밥, 콜리플라워대용밥, 두부대용밥, 새송

이버섯대용밥 등이다. 달걀과 두부는 프라이팬에서 볶기만 하면 된

다. 콜리플라워와 새송이버섯은 삶아서 썰기만 하면 된다.

달걀밥을 만드는 포인트는 약불로 천천히 가열하면서 젓가락으

로 휘저어 푸는 것이다. 강불로 가열하면 달걀이 순간적으로 굳어

서 한덩어리가 되어버리니 덩어리질 것 같으면 불을 끄고 젓가락

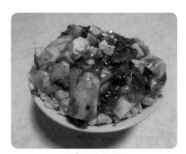

소고기달걀대용덮밥

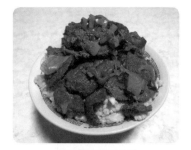

참치달걀대용덮밥

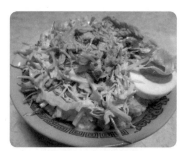

참치샐러드달걀대용덮밥

으로 저어 주자. 달걀이 소보로처럼 작은 덩어리가 되면 달걀대용
밥 완성이다.

이러한 식재료에는 당질이 거의 들어 있지 않다. 달걀이나 두부
는 단백질과 지질, 비타민, 미네랄 등이 균형 있게 함유되어 있으며
콜리플라워와 새송이버섯은 비타민과 미네랄이 풍부하다.

장어나 참치를 얹은 대용덮밥은 매우 맛있고 만족감도 있다. 나
역시 이 방법으로 14kg을 빼는 데 성공했다.

여기서 다시 당질제한과 무릎 통증의 관계를 생각해 보자.

당질제한이란 주식인 밥, 빵, 면류를 섭취하지 않고 고기, 생선, 달걀, 대두식품, 잎채소 등으로 단백질, 지질, 비타민, 식이섬유 같은 영양소를 섭취하는 식사요법이다.

당질제한의 효과로서 주로 다음 세 가지를 들 수 있다.

① 당화 방지

당질을 과잉 섭취하면 관절연골과 인대의 단백질에 당화현상이 일어난다. 당화란 에너지로서 소비되지 않고 혈액 속에 남은 당이 단백질과 결합하여 세포를 열화시키는 것이다. AGEs(최종당화물질)라는 물질로 변화하며 세포의 노화에 관계가 있다고 한다.

AGEs는 흰머리나 주름을 만드는 원인이 될 뿐 아니라 연골이나 뼈까지 약하게 해서 무릎 통증과 골다공증의 원인이 된다.

무릎 통증 환자의 관절연골에 AGEs를 작용시키면 NF-κB가 관여하여 염증을 일으키는 사이토카인이라는 단백질을 증가시킨다는 연구결과가 있는 등 AGEs도 무릎 통증에 깊이 관계있다는 점이 밝혀졌다.

② 연골 회복

당질제한식은 탄수화물을 줄인 만큼 단백질이나 지질처럼 몸에 필요한 필수영양소를 많이 섭취하게 되므로 몸의 세포조직을 강하게 하는 효과가 있다. 탄수화물은 어디까지나 일과성 영양이다. 몸을 만드는 데 필요한 영양을 충분히 공급함으로써 손상된 연골과 뼈의 회복을 촉진할 수 있다.

③ 비만 해소

151쪽에서 설명한 것처럼 비만은 무릎 통증의 위험을 높이므로 BMI가 25 이상이라면 무릎관절의 부담을 줄여야만 한다.

혈액 속에 남은 당은 체내에서 지방으로 축적되어 비만의 원인이 된다. 당질제한을 실시하여 불필요한 지방을 쌓지 않음으로써 필요한 영양소를 줄이지 않고도 비만을 해소할 수 있다.

당질제한의
메커니즘

당질이란 포도당을 말하므로 혈당치는 혈액 속의 포도당 수치를 가리킨다. 즉 당질이 많은 음식은 포도당이 많이 함유된 음식이라는 의미다.

설탕에는 자당(sucrose)이라는 당류가 포함되어 있어서 분해되어 포도당이 된다. 과일에 함유된 과당은 혈당치를 직접 높이지는 않지만 과다 섭취하면 지방이 되므로 비만의 원인이 된다.

탄수화물은 분해되면 당질과 식이섬유가 되므로 거의 당질이라고 생각해도 된다. 식재료 중에서는 쌀, 밀가루 등이 있다. 주식으로 삼아온 곡류가 대표적인 탄수화물이다. 그밖에도 전분이 많은 고구마와 감자, 우엉, 연근 같은 뿌리채소에 당질이 많이 들어 있다.

당질을 섭취하면 장에서 흡수되어 혈액으로 들어가 혈당치가 상승한다. 혈당치가 높은 상태가 계속되면 인체에 다양한 악영향을 미치므로 혈당치를 낮추기 위해서 췌장에서 인슐린이라는 호르몬을 분비한다. 인슐린이 남은 혈당을 지방으로 바꾸고 이것이 비만의 원인이다.

단백질과 지질은 당질에 비해 지방으로 바뀌기 어려우며 충분히 섭취하면 계속 먹고 싶지 않다.

사람이 반드시 섭취해야 하는 필수영양소는 다음 4가지다.

- **단백질**(육류, 생선, 콩, 달걀 등)
- **지질**(육류, 올리브오일, 버터 등)
- **미네랄**(육류, 채소, 달걀 등)
- **비타민**(육류, 채소, 간 등 내장, 달걀 등)

다시 말해 인간은 탄수화물을 섭취하지 않아도 살 수 있다. 불필요한 영양소는 되도록 먹지 않고 필수영양소를 중심으로 섭취하는 편이 건강하게 살 수 있다.

당질을 섭취하지 않으면 저혈당이 되지 않을까 염려할 수도 있겠지만 활동할 수 없을 정도로 극단적인 저혈당 상태가 되지는 않는다. 왜냐하면 인간의 몸에는 아드레날린 등 혈당치를 높이는 호르몬이 몇 가지 있어서 필요하다면 몸속에서 얼마든지 당을 합성할 수 있기 때문이다.

원래 인류는 석기시대의 수렵채취생활에서는 기본적으로는 공복 상태였고, 단백질과 지질을 많이 먹었다. 그러므로 고혈당을 염려할 필요가 없었다. 항상 당질을 섭취하게 된 것은 농경을 시작하면서부터다.

인간의 체내에서 합성되는 호르몬 중 혈당을 낮추는 것은 인슐린밖에 없는 데 반해 혈당치를 높이는 호르몬으로는 아드레날린과 당질코르티코이드, 노르아드레날린, 성장호르몬 등 여러 가지가 있다는 것이 그 증거이다.

흔히 당은 뇌의 유일한 영양원이라고 하지만 이것은 잘못된 얘기다. 뇌의 신경세포는 당뿐 아니라 지방이 연소하여 만들어지는 케톤체도 영양소로서 이용할 수 있고 당보다도 케톤체 쪽이 뇌에 적절한 영양소라고 한다.

덧붙이면 당이 유일한 영양소가 되는 조직으로는 적혈구가 있는데 적혈구에 필요한 당은 굳이 식사로 섭취하지 않더라도 '당신생합성(gluconeogenesis)'이라는 메커니즘으로 단백질 등으로부터 만들 수 있다.

공개!
나의 당질제한식

이제 나의 식생활을 소개하겠다.

현재 나는 기본적으로 1일 1식을 하고 있다. 아침에는 차나 물, 커피를 마신다. 점심때도 아무것도 먹지 않는다. 그 덕에 시간을 절약할 수 있고 오후의 식곤증도 없어서 업무에 도움이 된다.

그 대신 저녁에 하루치 식사를 한꺼번에 한다.

좋아하는 스키야키(육수를 낼 때 설탕은 뺀다)라면 2~3인 분쯤 거뜬히 먹고 달걀도 하루 10개 정도 먹는다.

칼로리는 전혀 신경 쓰지 않는다. 필요한 영양소만 충분히 섭취하고 있다면 당질제한을 하면서 칼로리는 신경 쓸 필요 없다.

하루 한 번은 배불리 먹는다

흔히 위장은 80퍼센트만 채우라고 하는데 어느 정도 만복감이 있는 편이 식사요법을 오래 지속할 수 있다.

하루에 한 번은 식욕을 만족시키도록 하자. 대부분의 사람은 식욕을 참는 스트레스 때문에 폭식, 폭음을 하기 십상이다.

먹고 싶은 만큼 배불리 먹어도 당질을 섭취하지만 않으면 살찌지 않는다.

그리고 달걀과 고기, 생선 등 단백질과 지방이 중심인 먹거리는 탄수화물과 달리 그렇게 많이 먹을 수 없다.

단백질을 섭취하면 소장에서 글루카곤 유사펩타이드(GLP-1), 펩티드YY라는 식욕억제호르몬이 분비되어 뇌의 만복중추를 자극한다. 지방을 섭취하면 소장에서 인크레틴(GIP)이라는 호르몬이 분비되어 위의 연동운동을 촉진하여 배부르다고 느낀다.

공복감을 즐긴다

일반적으로 공복감은 몸에 좋지 않다고 생각하지만 사실 공복이 몸에 나쁜 영향을 미치는 점은 전혀 없다.

통증은 몸에 위해가 미친다고 알려주는 경고 신호지만 공복은 통증과 달리 위험 신호가 아니다.

배가 고프다고 느낄 때는 지금 지방이 연소되고 있다고 생각하며 공복감을 즐기는 '의식의 전환'을 해 보자.

5장

명쾌한 해답!
무릎 통증 Q&A

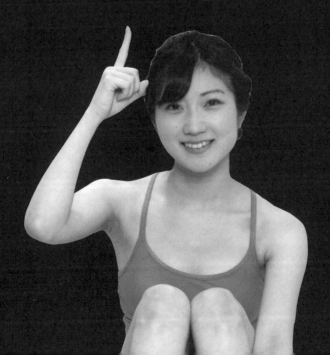

Q — 깔창이 무릎 통증에 효과가 있을까?

A — O자형 다리에서 무릎 안쪽에 통증이 나타나는 내측형 무릎 통증이나, X자형 다리에서 무릎 바깥쪽에 통증이 나타나는 외측형 무릎 통증에 효과가 있다.

가이드라인에서도 깔창이 통증을 완화하여 보행 운동을 개선한다고 한다(권장도 76퍼센트).

내측형 무릎 통증이냐 외측형 무릎 통증이냐에 따라 깔창을 만드는 방법이 다르므로 주의하기 바란다.

O자형 다리가 되면 무릎 안쪽에 체중이 실리므로 내측 연골이 스쳐 닳고, 통증이 생긴다. 무릎과는 반대로 발바닥의 중심은 바깥쪽으로 이동하는데 이렇게 중심이 어긋나는 것을 교정하여 무릎 안쪽에 가해지는 부담을 줄이는 것이 깔창의 목적이다.

따라서 내측형 무릎 통증에서는 깔창 바깥쪽을 높게 하여 O자형 다리를 교정하는 방향으로 작용하는 바깥쪽 웨지(쐐기) 깔창을 사용한다.

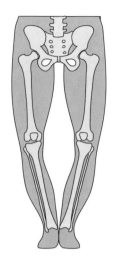

O자형 다리

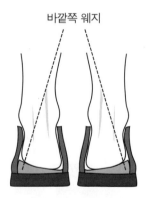

바깥쪽 웨지

깔창 바깥쪽을 높인다

양발 뒤에서 본 모습

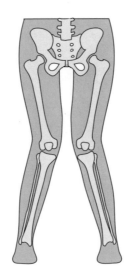

X자형 다리

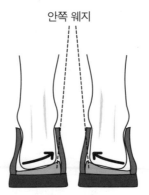

안쪽 웨지

깔창 안쪽을 높인다

양발 뒤에서 본 모습

반대로 X자형 다리는 체중이 무릎 바깥쪽에 실리기 때문에 바깥쪽 연골이 닳아 통증이 생긴다. 무릎과는 반대로 발바닥에서는 안쪽으로 중심이 쏠리므로 깔창을 이용해서 어긋난 중심을 교정하여 무릎 바깥쪽에 가해지는 부담을 덜게 된다.

따라서 외측형 무릎 통증에서는 깔창 안쪽을 높여 X자형 다리를 교정하도록 안쪽으로 웨지가 있는 깔창을 사용한다.

신발을 선택하는 방법은 발뒤꿈치 부분을 잡아 보면 인다. 손가락으로 쥐어보았을 때 쉽게 눌리는 것은 발뒤꿈치를 받쳐줄 수 없으므로, 손가락으로 잡아도 꿈쩍 않을 정도로 힐카운터에 심을 넣은 신발을 고르자.

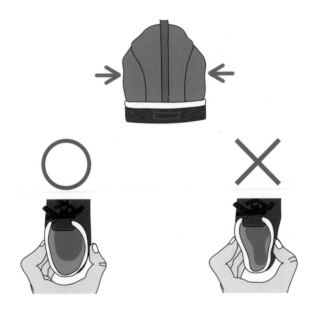

O자형 다리인 사람은 발바닥의 바깥쪽(새끼발가락 쪽)에 중심이 위치하는데 발이 어긋난 중심을 견디지 못하면서 후경골근이라는 근육이 손상되어 늘어나는 기능부전이 발생한다. 이로 인해 발뒤꿈치가 안쪽으로 기울어지는 외반편평족이 될 수 있다.

그 상태에서 바깥쪽 웨지가 있는 깔창을 사용하면 외반편평족이 더욱 악화되어 발에 통증이 발생한다. 이럴 때는 우선 힐카운터가 튼튼한 신발에 내측 세로로 아치가 있는 깔창을 넣어 외반편평족을 교정한 다음 신발 밑창에 외측 웨지를 넣어 O자형 다리의 어긋난 중심을 교정할 수 있다.

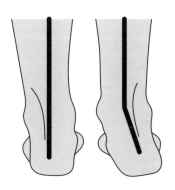

Q — 무릎보호대는 계속 착용하고 있어도 괜찮을까?

A — 기본적으로는 불편하지만 않다면 계속 사용해도 괜찮다.

무릎보호대를 착용하고 있으면 근력이 약해지지 않을까 걱정하는 사람이 있는데 그런 데이터는 본 적이 없으니 염려할 필요가 없다. 또 O자형 다리나 X자형 다리를 동반하지 않는 무릎 통증이거나 통증의 위치가 일정하지 않은 경우에는 무릎보호대를 만들 필요는 없다.

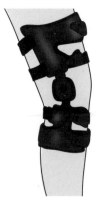

경질무릎보호대

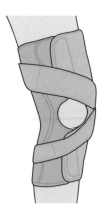

연질무릎보호대

가이드라인에서도 내반 또는 외반이 나타나는 무릎 통증에서 변형을 교정하는 경질무릎보호대는 통증을 완화하며 안전성을 개선하고 넘어지지 않도록 예방한다고 하고 있다(권장도 76퍼센트).

　하지만 경질무릎보호대는 무거워서 계속 착용하고 있기가 어려운 경우가 많은 듯하다. 연질무릎보호대 쪽이 얇고 가볍게 때문에 착용하기 쉬우나 효과는 확실하지 않다. 어쨌든 불편하지 않다면 계속 사용할 가치는 있다고 본다.

Q — 무릎을 차게 하는 것과 따뜻하게 하는 것, 어느 쪽이 좋을까?

A — 무릎이 편해진다면 따뜻하게 하든 차게 하든 상관없다.

일반적으로 부어서 열이 날 때는 차게 하고 부기나 열이 가라앉았다면 따뜻하게 하는 것이 좋다. 어느 쪽이든 통증이 근본적으로 낫는 것은 아니므로 임시변통 치료법으로 생각하기 바란다.

온열요법으로는 핫팩, 고주파요법, 온수욕 등이 있으며 냉각요법에는 의자마사지가 있다.

가이드라인에서는 온열요법의 치료효과는 확실하지 않다고 하며 권장도는 깔창이나 무릎보호대보다 낮다(권장도 64퍼센트).

Q — 무릎이 아픈데 체조를 해도 괜찮을까?
A — 무릎 통증이 개선되는 체조라면 아프더라도 하자.

오히려 아플 때야말로 적절한 체조를 해서 통증을 개선해야 한다.

통증이 심해진다면 그 체조는 적절하지 않은 것이므로 다른 체조로 바꾸도록 하자. 어떤 동작으로도 통증이 개선되지 않는 경우는 한동안 안정을 취하는 것도 필요하다.

또 관절연골형 무릎 통증은 연골의 마모가 원인이므로 통증이 즉각 개선되지는 않는다. 통증이 있더라도 서서히 개선되기를 기대하면서 흔들기 체조를 계속하자.

Q — 무릎의 물을 빼면 습관이 될까?

A — 무릎의 물을 뺀다고 습관성이 되지는 않는다.

다만 물을 빼더라도 무릎의 염증 원인은 그대로이기에 시간이 지나면 또 물이 찬다. 이 때문에 물을 빼면 습관이 된다고 생각하는 사람이 많은 듯하다.

우리 클리닉에서는 물이 많이 차서 무릎을 구부리고 펴기가 어려울 때만 물을 빼고 그 후에는 무릎 보조 장비를 사용하거나 체조를 통해 무릎의 염증을 근본적으로 개선하는 치료를 하고 있다.

물을 빼는 것은 최소한으로 하고 무릎의 기능을 개선시키는 체조나 생활습관 지도, 장비 장착 같은 치료를 하면 더는 물이 차지 않는다.

Q — 무릎에 주사를 맞고 있는데 체조를 하는 동안 계속 맞는 것이 좋을까?
A — 주사를 맞아서 통증이 줄어든다면 계속 맞아도 괜찮다.

하지만 그다지 효과가 없다면 주사에도 감염이라는 부작용이 있으므로 중단하는 편이 좋겠다.

관절 내 주사에는 크게 나누어 두 종류 약제가 있다.

하나는 스테로이드 주사다. 스테로이드를 관절 속에 주사하면 단기적인 통증 경감 효과는 있지만 장기적 효과는 밝혀지지 않았다. 스테로이드는 감염이나 연골위축 등의 부작용이 있기 때문에 가이드라인에서는 빈번하게 주사를 맞는 것은 권장하지 않는다(권장도 78퍼센트).

또 한 가지는 히알루론산 주사다. 관절액의 성분인 히알루론산을 관절에 주사하여 통증이 가벼워졌다는 보고가 있지만 연골 마모 자체를 예방한다고는 할 수 없다. 가이드라인에서의 권장도는 스테로이드주사보다도 낮은데(권장도 64퍼센트) 일본에서는 정기적으로 주사하기도 한다.

Q ── 근육을 단련하는 것이 좋을까?
A ── 근육을 단련하기 전에 무릎의 통증을 줄이는 치료를 하자.

가이드라인에서는 유산소운동과 넙다리 네 갈래근의 근트레이닝을 추천한다(추천도 96퍼센트). 무릎 통증에 관한 많은 책에 무릎의 근력을 강화하는 것이 중요하다고 쓰여 있다. 하지만 운동요법의 강약에 따라 무릎 통증 개선에 유의미한 차이가 보이지 않았다는 연구도 있기에 근육을 단련하면 할수록 무릎 통증이 경감된다는 단순한 이야기는 할 수 없다. 오히려 무릎이 아픈데도 무리해서 스쿼트나 달리기, 웨이트 트레이닝을 하면 통증이 악화할 우려가 있다. 무릎 주위의 근력을 강화하고 싶다면 통증을 없앤 후에 하도록 하자.

무릎 근육 트레이닝으로서 자주 이용되는 넙다리 네 갈래근 훈련은 근육 트레이닝과 무릎관절의 신전운동을 겸하고 있다. 얼핏 근육트레이닝으로 무릎의 통증이 개선된 것으로 보이지만 근육트레이닝과 관절운동 중 어느 쪽이 무릎 통증에 효과가 있는지 판단하기 어렵다.

관절에 통증이 있으면 근력 저하가 일어나는 관절성 근육억제 현상이 있어서 무릎관절에 통증이 있으면 무릎에 제대로 힘을 줄 수 없어진다. 반대로 무릎관절의 관절포 어긋남을 바로잡거나 슬개대퇴관절의 움직임을 좋게 함으로써 통증이 개선되면 일부러 근육 트레이닝을 하지 않더라도 자연히 근력이 좋아진다.

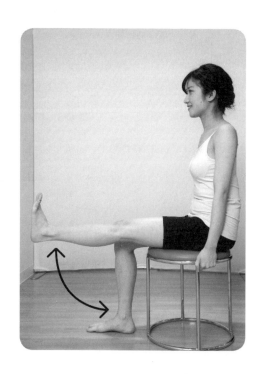

Q — 영양보조제를 섭취하는 편이 좋을까?

A — 무리해서 섭취할 필요는 없지만 글루코사민이나 콘드로이틴, Ⅱ형 콜라겐은 관절의 기능유지에 꼭 필요한 성분이다.

위 답변에서 나열한 성분이 관절통을 완화하는 영양보조제로서 판매되고 있다. 여러 연구가 이루어졌는데 효과가 있다는 연구가 있는가 하면 효과가 없다는 연구도 있어서 '현시점에서는 명백한 효과가 불확실하다'는 것이 결론이다.

그러므로 영양보조제를 군이 섭취할 필요는 없다. 그보다 위 성분들의 원료가 되는 것은 단백질이니 식사를 통해 단백질을 충분히 섭취하는 것이 중요하다. 또한 콜라겐을 열화시키는 원인은 혈당 상승에 따른 최종당화물질이므로 혈당치를 높이는 당질을 제한하는 당질제한 실천이 중요하다.

Q — 무릎관절을 움직이면 소리가 나는데 괜찮은 걸까?

A — 통증을 동반하지 않는다면 걱정할 필요 없다.

무릎관절을 구부리고 펴면 뚝뚝 소리가 나는 일이 있다. 손상된 반월판이 넙다리뼈와 정강뼈에 끼이거나 닳은 슬개대퇴관절이 닿는 소리라고 생각된다. 다른 사람에게도 들릴 정도로 큰 소리가 날 때는 관절액에 녹아 있는 질소가 기화하는 '캐비테이션' 현상일 가능성도 있다.

어느 쪽이든 통증을 동반하는 소리가 아니라면 걱정할 필요는 없다. 체조를 통해 관절의 움직임이 개선되면 소리는 점차 사라질 것이다.

6장

통증 내비 체조로
인생을 되찾은 사람들

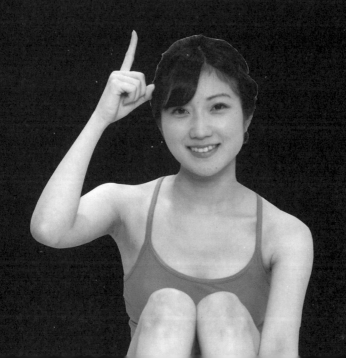

언제 어디서든 할 수 있는 간단한 동작이라 좋다!

원래 몇 년 전부터 요통이 있어서 서고 앉을 때 통증으로 힘들었다. 종합병원에서 3년 동안 재활훈련을 했지만 도무지 나아지지 않았다. 그러던 중 무릎도 아파져서 요통과 무릎 통증이라는 이중의 고통으로 외출조차 겁내게 되었다.

그럴 때 텔레비전에서 도야 선생을 알았다. 요통 때문에 클리닉에 다니기 시작한 딸이 추천한 데다 도야 선생의 오차노미즈정형외과가 근처에 있기도 해서 내원하게 되었다.

우선 엑스레이를 찍은 후 통증 내비 체조를 한 시간 정도 배웠다. 체조 그림을 따라 집에서 매일 아침 저녁으로 20분씩 체조를 했다. 그 결과 조금씩 무릎 통증이 완화되었고 걷기가 힘들지 않게 되었다. 덕분에 자세도 상당히 좋아졌다.

통증 내비 체조의 좋은 점은 하나하나의 동작이 간단하고 짧아서 언제 어디서든 할 수 있다는 것이다. 일상생활에서는 무엇보다도 넘어지지 않도록 신경을 쓴다. 집 안에서는 안전손잡이를 잡고 이동하고 외출 할 때는 지팡이를 짚는다.

통증 내비 체조라는 정말 효과적인 체조를 알려준 도야 선생에게 진심으로 감사한다. 병원에서 재활훈련을 할 때면 친절하게 격려의 말을 해 주는데 집에서 체조를 할 때도 선생님 목소리가 들리는 느낌이 든다. 선생님을 위해서도 열심히 완치를 목표로 해야겠다고 느낀다.

나는 정말로 도야 선생님이 알려준 대로 실천하고 있다. 독자 여러분도 이 책을 믿고 매일 꾸준히 체조를 계속하기 바란다. 틀림없이 효과를 실감할 수 있을 것이다.

E 씨의 오른 무릎 슬개대퇴관절

초진 당시 X선 사진	2년 6개월 후 X선 사진
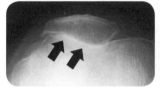	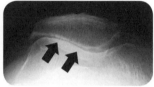
무릎뼈와 넙다리뼈 사이 틈이 없어졌다	무릎뼈와 넙다리뼈 사이 공간이 생겼다

E 씨의 오른 무릎 슬개대퇴관절

초진 당시 X선 사진	2년 6개월 후 X선 사진
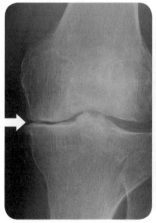	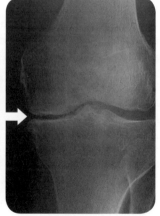
안쪽 무릎관절의 뼈와 뼈 사이가 좁아져 있다	안쪽 무릎관절의 뼈와 뼈 사이가 넓어졌다

좋아했던 여행도 포기했었는데, 다시 할 수 있다. 비결은 가능하게 된 것을 매일 기록하는 것!

오랫동안 상점을 운영했는데 O자형 다리인 채 계속 서서 일한 탓인지 30년 전 쉰을 넘길 무렵부터 허리와 다리가 약해지기 시작했고 걸핏하면 허리를 삐끗해서 고생했다. 70세를 앞둔 무렵에는 그때까지 한 달에 한 번 정도였던 허리 통증이 일주일에 한 번이 되었고 참을 수 있는 한계를 넘어섰다. 병원을 가니 좌골신경통 이라는 진단이었다.

75세가 된 어느 날 귀가하던 택시에서 내리는 순간 왼쪽 무릎에 격통이 찾아 왔다. 하필 토요일이어서 문을 연 병원이 없는 탓에 월요일에야 병원을 찾을 때는 왼쪽 무릎이 엄청나게 부어있었다. 병원에서 바로 물을 빼고 진통제로 스테로이 드 처방을 받고 귀가했다. 하지만 일주일도 지나지 않아 스테로이드 효과가 사라 지고 통증이 찾아왔다. 통증클리닉에 다녔지만 전혀 좋아지지 않았다.

그럴 때 도야 선생의 병원을 다니던 친구에게 추천을 받아 지푸라기라도 잡는 심정으로 다니게 되었다. X선 사진과 MRI를 찍은 후 특발성 무릎관절 괴사라는 진단을 받았다. '이런, 수술밖에 없겠구나……' 체념하고 있는데 선생님이 권한 것은 수술이 아니라 체조였다. 여섯 종류 정도의 체조를 배워 집에서도 아침마다 30분 씩 계속했더니 일주일가량 지나자 무릎의 둔통이 확연히 완화되었다.

'아, 약이나 수술에 의지하지 않고 스스로 통증을 고칠 수 있구나!'

나는 수동적 자세가 아니라 스스로 움직여서 고치는 것의 중요성을 이해할 수 있었다. 체조를 하면 30분 만에 땀범벅이 되지만 그만큼 짧은 시간에 효과를 실 감할 수 있어서 더욱 의욕이 솟는다.

체조는 일러스트가 있어서 따라 하기 쉬웠다. 테니스공도 사용하면서 즐겁게 체조를 계속하는 사이 통증을 잊을 정도로 개선되었고 훨씬 보행이 쉬워졌다. 외출할 때면 꼭 있어야 했던 지팡이도 필요 없어졌고 자세도 좋아져서 거의 완치되었다고 생각한다.

어쩔 수 없이 포기했던 취미인 여행과 공연 관람도 덕분에 다시 할 수 있었다. 교토나 가나자와 같은 국내뿐 아니라 프랑스나 스페인 같은 해외도 문제없이 갈 수 있어서 정말 행복하다. 가까운 수영장에서 물속 걷기도 게을리하지 않는다.

식사도 먹는 양에 주의하면서 좋아하는 것을 먹는다. 지금의 목표는 좌골신경통을 완치시키는 것이다. 통증 내비 체조로 무릎 통증이 극적으로 개선되었기에 포기하지 않고 일단 시도해 본 후 계속하는 것의 중요성을 알게 되었다. 내가 계속할 수 있던 비결은 걷는 거리를 측정하는 등 가능하게 된 것을 하나씩 기록해가면서 스스로 응원한 것이다.

K 씨의 왼쪽 무릎

초진 당시 MRI 사진

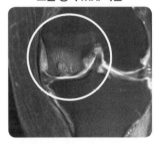

넙다리뼈 내과가
광범위하게 하얗게 변하고
골괴사 주위에 염증이 생겼디

K 씨의 왼쪽 무릎(서있을 때)

초진 당시 X선 사진

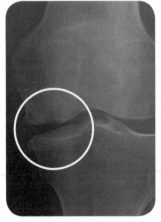

넙다리뼈 내과가 검게 되었고
골괴사가 일어나고 있다

7개월 후 X선 사진

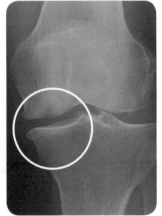

넙다리뼈 내과의 골괴사 주위가
하얗게 되었고
뼈가 재생되기 시작하고 있다

━━ O 씨 | 72세 | 여성

예전 통증이 10이었다면 지금은 1. 통증 내비 체조 덕분에 하고 싶은 일을 할 수 있다!

무릎 통증의 증상이 나타난 것은 정말 갑작스러웠다.

4년 전 5월, 학생시절 친구가 세상을 떠났는데 장례식에 참석하지 못했기 때문에 나중에 직접 향을 피우러 집으로 찾아갔다. 향을 피우고 나서 정좌한 채 친구 남편과 1~2시간 이야기를 한 후 긴자 거리를 걷는데 갑자기 양 무릎에 통증이 왔다.

당황한 나는 긴자 구경은 그만두고 아픈 무릎을 부여잡고 집으로 돌아왔고 다음날 근처 정형외과를 찾았다. X선 사진을 찍더니 왼쪽 무릎에 변형성슬관절증이 있다며 무릎의 접시뼈에 히알루론산을 주사했다. 일주일에 한 번씩 반년 정도 주사를 맞았지만 전혀 통증이 줄지 않았다.

그러다보니 빨래를 널기 위해 옥상을 오가는 것도 힘겨웠다. 부부가 함께 외출할 때도 무거운 짐을 전부 남편이 들게 해야만 했다.

도야 선생님의 존재를 안 것은 도쿄에 사는 딸 덕분이었다. 딸은 요통으로 선생님에게 진찰을 받고 효과가 있었는데 텔레비전에도 나오는 유명한 분이라며 가보라고 권했다. 선생님에게 지금까지의 경과를 설명하자 우선 재활을 해 보자고 했는데 결코 강압적이지 않은 온화한 어조여서 순순히 지시를 따를 수 있었다.

내 경우에는 허리를 뒤로 젖히면 무릎 통증이 완화된다는 것을 알고 벽에 양손을 대고 반동을 이용해서 허리를 젖혀 무릎을 늘이는 체조를 중점적으로 했다. 그런데 당일에 바로 효과가 나타났다. 병원에 갈 때는 큰 결심을 하고 힘겹게 갔지만 돌아올 때는 놀라울 정도로 편안하게 걸어올 수 있었다.

선생님을 만나기 전의 무릎 통증을 10이라고 하면 지금은 1이라고 느끼고 있다. 결과적으로 몇 분밖에 걷지 못했던 거리가 4킬로미터로 늘어났고 파란신호가 켜진 동안 채 건너지 못했던 횡단보도도 아무렇지 않게 건너게 되었으며 자면서 몸을 뒤척일 수 있게 되는 등 좋은 일이 많다. 그것도 기계나 기구 없이 짧은 시간에 할 수 있는 통증 내비 체조를 하루 5분 3세트씩 매일 하는 것만으로 말이다.

현재는 서서 하는 일은 하루 세 시간, 일주일에 3회 하고 있는데 무릎에는 특별히 문제가 없다. 또 체조를 시작할 무렵부터 아침식사를 스무디로 마치고, 점심을 많이 먹고 밤에는 양을 적게 먹는 식으로 당질이 적은 식생활로 바꾸어 10킬로그램 감량에 성공했으니 무릎에 대한 부담이 줄어든 것도 호조의 한 원인이라고 생각한다.

앞으로 하이킹과 산책 등 하고 싶은 일이 잔뜩 있다. 주사나 약만으로 치료하고 있지만 증상이 개선되지 않는 분은 꼭 이 단순한 체조를 해 보기를 권한다. 일단 해 보는 것이 개선으로 가는 지름길이다.

O 씨의 오른쪽 슬개대퇴관절

초진 당시 MRI 사진

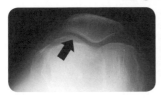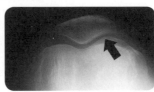

무릎뼈와 넙다리뼈 사이 틈이 좁아져 있다

O 씨의 오른쪽 슬개대퇴관절(서있을 때)

초진 당시 X선 사진

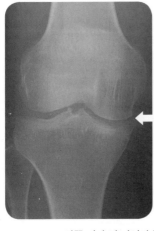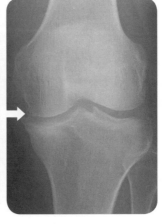

안쪽 뼈와 뼈 사이가 좁아져서 연골이 닳았다

휠체어를 각오했던 골괴사로부터 기적적으로 회복하다. 무릎관절에는 체조가 제일가는 약!

50대 초반부터 계단을 내려가다가 무릎에 지릿, 하는 통증을 느끼고는 했다. 1년에 몇 번밖에 없는 일이어서 신경 쓰지 않았는데 4년 전 어느 날 양반다리로 앉았다가 일어날 일이 있었는데 그때부터 걸을 때 다리가 경직되는 듯하고 무거웠다.

결정적인 순간은 3년 전 4월에 찾아왔다. 업무상의 모임에서 바닥에 앉은 순간 오른 무릎에 격통이 찾아왔다. 다음날은 오른쪽 무릎 전체가 부었고 사흘째에는 무릎이 평소의 두 배 정도로 부어서 내려다보면 발가락이 보이지 않을 지경이었다. 통증으로 구두도 신지 못하고 당연히 제대로 걸을 수도 없어서 택시를 타고 간신히 찾아간 정형외과에서 찍은 X선 사진을 통해 변형성슬관절증이라는 진단을 받고 즉시 무릎 접시뼈의 물을 뺐지만 통증으로 비명을 지를 정도였다. 일주일 동안 한 번에 30분 씩 마사지를 받았지만 그 순간은 좋아져도 집에 돌아오면 원상태로 복귀하는 생활이 반년 정도 계속됐다.

그 병원에서 3년 동안 치료받은 어떤 사람이 3년 전과 별로 달라지지 않았다고 하는 것을 듣고 초조해진 나는 재활시설이 있는 병원을 소개받았다. 바로 도야 선생님의 클리닉이었다.

내 무릎에 대해 반쯤은 포기하고 있었기에 인공관절에 대해 물어보았는데 선생님의 대답은 수술보다 재활훈련을 해서 고치는 편이 좋다는 것이었다. X선과 MRI를 찍어보니 양 무릎의 골괴사(무릎 주위의 혈관이 막혀서 생기는 기능부전)로 판명되었다. 이건 '심각한 상태'라며 의자에 앉아서 허리를 구부리거나 한쪽 발을 의자에 얹고 앞으로 체중을 싣는 등 다섯 종류의 무릎 운동을 가르쳐주었는데, 나는 매일 아침과 저녁에 각각 10회씩, 즉 5세트를 50분 동안 필사적으로 계속했다.

그러자 시작한 지 보름 후에는 오른 무릎의 통증이 반으로 줄었다. 한 달 후에는 통증이 70퍼센트 줄고 반년 뒤에는 80퍼센트 줄어 편해졌다. 1년 정도 지나자 무릎을 꿇고 앉거나 잠을 잘 때 몸을 뒤척일 수 있게 된 것은 물론이고 보기만 해도 겁나던 계단을 편안하게 오르내리게 되었다. 그러면서 요통까지 나았다.

　무엇보다도 놀라운 것이 최근 촬영한 MRI에서 괴사 면적이 상당히 축소되었다는 점이다. 도야 선생님도 매우 드문 케이스라고 말씀하였다. 일상생활에서는 제한을 받지 않고 오히려 스트레스가 적은 생활을 하고 있다고 느낀다. 가끔 아플 때도 있지만 체조를 계속하는 한 좋은 상태를 유지할 수 있다는 자신감이 있다. 지인 중 다리와 허리가 불편하다고 호소하는 사람이 있는데 주사와 약, 마사지 같은 수동적인 치료에만 매달리고 있다. 하지만 위나 장과 달리 관절에는 체조가 가장 좋은 약이라고 생각한다. 한때 휠체어까지 각오했던 나도 좋아졌다. 도야 선생님에게 정말 감사드린다.

T씨의 오른 무릎 정면(서있을 때)

초진 당시 X선 사진

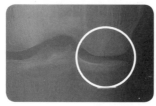

넙다리뼈 내과가 검게 되고
골괴사사 일어나고 있다

3년 후 X선 사진

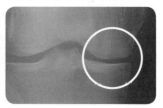

넙다리뼈 내과의 골괴사 범위가
작아졌다

T씨의 오른 무릎

초진 당시 MRI 사진

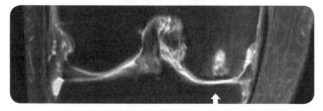

넙다리뼈 내과에 흰 부분이 있고, 골괴사를 일으키고 있다

3년 후 MRI 사진

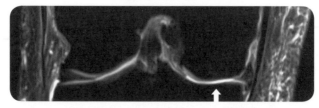

넙다리뼈 내과에 흰 부분이 작아지고 뼈가 재생되고 있다

마치며

내가 의사가 된 것도 정형외과를 선택한 것도 통증이 계기였다. 할아버지는 외과의사, 아버지는 내과의사인 의사 집안이었지만 어릴 적에는 딱히 의사가 되려고 생각하지 않았다. 그보다는 곤충학자나 동물학자를 동경해서 집에서 키우던 개나 집오리와 함께하거나 장수풍뎅이, 사슴벌레 유충을 성충으로 키우는 것이 즐거웠다.

고등학교 1학년 때 어머니가 목부터 손에 걸쳐 통증과 저림을 호소하셨다. 통원치료를 하며 약을 복용하고 전기치료를 받아도 전혀 낫지 않았다. 침도 맞아보았지만 일시적으로 개선될 뿐이었다.

지금 생각하면 전형적인 경추증성 신경근증이었으리라. 증상은 1년 정도 계속되었는데 어느샌가 나아있었다. 결국 원인불명에 치료법도 확실하게 알 수 없다. 나는 이때의 경험으로 '인체란 신비한 것'이라고 느끼면서 동물에서 인간으로 관심이 옮겨갔다.

정형외과를 선택한 것은 나 자신의 통증이 계기였다.

의대생이던 20대 시절 술김에 장난삼아 길가 가드레일을 뛰어넘다가 착지할 때 허리를 삐고 말았다. 그때는 아프지 않았는데 다음 날 요통으로 침대에서 일어닐 수 없었나.

대학병원 정형외과에서 진료를 받아보니 X선 사진상으로는 이상이 없으니 일단 진통제를 주겠다는 흔한 대응이었다.

지독한 요통은 일주일 정도 지나자 나았지만 그 후 일 년에 한 두 번은 허리가 아파 움직이지 못하는 상태로 고생하게 되었다. 이 통증도 의학적으로는 원인불명이었다. 다시 한 번 통증의 수수께끼에 부딪힌 나는 통증을 극복하겠다는 생각으로 정형외과 의사의 길을 걷게 되었다.

의사가 되고 10년 정도는 외과의사로서 한 사람 몫을 하기 위해 수술에 매달리는 나날이었다. 한 건이라도 많은 수술을 하여 경험을 쌓는 것에 보람을 느꼈다. 이때의 경험이 보존요법을 택할 것인가 수술을 할 것인가를 판단하거나 운동요법 지도의 미묘한 조절에 도움이 된다.

외과의로서 수행을 어느 정도 경험한 후 대부분 의사는 자신의 전문분야를 정하여 전문분야를 심화하기 위해 대학원에서 연구를 한다.

내가 선택한 것은 의사가 되는 계기이자 정형외과의사로 결정한 원인이기도 했던 통증의 수수께끼였다. 드디어 본래 하고 싶었던 것을 파고든다는 의욕에 넘쳤지만 실상은 수월하지 않았다. 요통의 85퍼센트는 원인불명이라고 하는 것처럼 통증은 알 수 없는 것 투성이어서, 좀처럼 본질을 파고드는 연구를 할 수 없었던 것이다.

하지만 대학원을 마치려면 재학 중에 연구결과를 종합하여 학회지에 실어서 학구적인 논문으로 내놓아야 한다. 어쨌든 통증에 관련된 실험을 하여 논문은 내놓았지만 통증의 해명과는 거리가 있는 것이라는 좌절감을 맛볼 수밖에 없었다. 결국 나는 통증의 수수께끼를 해명하지 못한 것이다.

고심 끝에 도달한 것은 허리도 무릎도 '운동기'라는 점이었다. 운동기는 움직이는 것이 주요 역할인 장기이므로 움직이는 법을 치료와 연관 짓는 운동요법이 합리적일 것이라고 생각하여 정형외과의사로서는 이례적으로 재활을 전문으로 하게 되었다.

운동요법의 효과에는 여러 설이 있지만 다양한 수법을 자신의 몸에 시험해보고 환자의 증상에 맞추어 효과가 있는 방법을 찾는 작업을 계속하는 동안 통증에 대한 운동요법의 효과를 확신하기에 이르렀다.

그리고 내가 생각하는 이상적인 의료를 마음껏 실현하기 위해 오차노미즈클리닉을 개업했다. 개원하고 한동안은 요추와 경추 통증에는 운동요법으로 어느 정도의 결과가 있었지만 무릎과 고관절 통증에는 고전하고 있었다.

특히 무릎관절은 변형의 정도도 제각각이어서 재활이라고 해도 관절의 구축(관절운동이 제한된 상태, 반복하지 않는 1회성 자극에 의해 발생하는 근육의 지속적 수축)이 심해서 거의 움직이지 않게 된 사람도 있었다.

나는 종래의 운동요법만으로는 안 된다는 생각으로 흔들기체조, 접시뼈나 근육의 체조 등을 추가하여 무릎 재활 체계를 구축했다. 이렇게 해서 탄생한 것이 통증 내비 체조다.

무릎에 통증을 느낄 때는 무릎의 기능에 어떠한 이상이 발생하였을 때다. 통증을 혐오하지만 말고 몸에서 보내는 경고로서 받아들이자. 그리고 통증을 실마리로 무릎의 기능을 개선시키는 자신에게 적합한 방법을 찾는 것이 근본적 치료로 이어진다.

변형된 무릎이더라도 일어설 수만 있다면 운동기로서의 기능은 충분히 남아있으며 그 기능을 개선시키는 것도 가능하다. 포기하지 말고 자신의 통증을 직시하기 바란다.

자신의 몸이 내는 소리에 귀를 기울이면 틀림없이 바람직한 해답을 들을 수 있을 것이다.

자택 식탁에서
도야 히데오

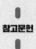

참고문헌

• Katz J.N. (October 22, 2015). Parachutes and Preferences: A Trial of Knee Replacement. *N Engl J Med, 373*(17), 1668-1669.

• Yoshimura N, Muraki S, Oka H. et al. (2009). Prevalence of knee osteoarthritis, lumbar spondylosis, and osteoporosis in Japanese men and women: the research on osteoarthritis/osteoporosis against disability study. *J Bone Miner Metab, 27*(5), 620-628.

• Zhang W. et al. (February, 2008). OARSI recommendations for the management of hip and knee osteoarthritis, Part II: OARSI evidence-based, expert consensus guidelines. *Osteoarthritis Cartilage, 16*(2), 137-162.

• Moseley J.B., O'Malley K., Petersen N.J., Menke T.J., Brody B.A., Kuykenall D.H. et al. (2002). A controlled trial of arthroscopic surgery for osteoarthritis of the knee. *N Engl J Med, 347,* 81–88.

• Skou S.T. et al. (October 22, 2015). A Randomized, Controlled Trial of Total Knee Replacement. *N Engl J Med, 373*(17), 1597-1606

• Creamer P., Lethbridge-Cejku M., Hochberg M.C. (2000). Factors associated with functional impairment in symptomatic knee osteoarthritis. *Rheumatology, 39*(5), 490–496.

• Weber M., Birklein F. et al. (April, 2001). Facilitated neurogenic inflammation in complex regional pain syndrome. *Pain, 91*(3), 251-257.

• Larsson A.C., Petersson I., Ekdahl C. (1998). Functional capacity and early radiographic osteoarthritis in middle-aged people with chronic knee pain. *Physiotherapy Research International, 3*(3), 153–163.

• McAlindon T.E., Cooper C., Kirwan J.R., Dieppe P.A. (1993). Determinants of disability in osteoarthritis of the knee. *Annals of the Rheumatic Diseases, 52*(4), 258–262.

• Nam J. et al. (2009). Biomechanical thresholds regulate inflammation through the NF-kappaB pathway: experiments and modeling. *PLoS One, 4*(4), e5262.

- Ding C. et al. (September, 2009). Do NSAIDs affect longitudinal changes in knee cartilage volume and knee cartilage defects in older adults? *Am J Med, 122*(9), 836-342.

- Blagojevic M. et al. (2010). Risk factors for onset of osteoarthritis of the knee in older adults: a systematic review and meta-analysis. *Osteoarthritis Cartilage, 18,* 24–33.

- Madhavan S. et al. (November 1, 2007). Biomechanical signals suppress TAK1 activation to inhibit NF-kappaB transcriptional activation in fibrochondrocytes. *J Immunol, 179*(9), 6246-6254.

- Gelber A.C. (December, 1999). Body mass index in young men and the risk of subsequent knee and hiposteoarthritis. *Am J Med, 107*(6), 542-548.

- Christensen R., Astrup A. and Bliddal H. (2005). Weight loss: the treatment of choice for knee osteoarthritis? A randomized trial. *Osteoarthritis Cartilage, 13,* 20–27.

- Messier S.P., Loeser R.F., Miller G.D., Morgan T.M., Rejeski W.J., Sevick M.A. et al. (2004). Exercise and dietary weight loss in overweight and obese older adults with knee osteoarthritis: the arthritis, diet, and activity promotion trial. *Arthritis Rheum, 50,* 1501–1510.

- Verzijl N., Bank R.A., Te Koppele J.M., De Groot J. (2003). Ageing and osteoarthritis: a different perspective. *Curr Opin Rheumatol, 15,* 616–622.

- De Groot J., Verzijl N., Wenting-van Wijk M.J. et al. (2004). Accumulation of advanced glycation end products as a molecular mechanism for aging as a risk factor in osteoarthritis. *Arthritis Rheum, 50,* 1207–1215.

- Zafar Rasheed et al. (May, 2011). Haqqi Advanced glycation end products induce the expression of interleukin-6 and interleukin-8 by receptor for advanced glycation end product-mediated activation of mitogen-activated protein kinases and nuclear factor-κB in humanosteoarthritis chondrocytes Rheumatology. *Oxford, 50*(5), 838–851.

- Brouwer R.W. et al. *Braces and orthoses for treating osteoarthritis of the knee.*

- Kirkley A. et al. (1999). The effect of bracing on varus gonarthrosis. *J Bone Joint Surg Am, 81,* 539–548.

- Brosseau L. et al. (2003). Thermotherapy for treatment of osteoarthritis. *Cochrane Database Syst Rev,* CD004522.

- Roddy E. et al. (2005). Aerobic walking or strengthening exercise for osteoarthritis of the knee? A systematic review. *Ann Rheum Dis, 64*, 544–548.

- Mangione K.K. et al. (April, 1999). The effects of high-intensity and low-intensity cycle ergometry in older adults with knee osteoarthritis. *J Gerontol A Biol Sci Med Sci, 54*(4), M184-190.

- Jan M.H. et al. (April, 2008). Investigation of clinical effects of high- and low-resistance training for patients with knee osteoarthritis: a randomized controlled trial. *Phys Ther, 88*(4), 427-36.

- Rice D.A. et al. (December, 2010). Quadriceps arthrogenic muscle inhibition: neural mechanisms and treatment perspectives. *Semin Arthritis Rheum, 40*(3), 250-266.

- Richy F. et al. (2003). Structural and symptomatic efficacy of glucosamine and chondroitin in knee osteoarthritis: a comprehensive meta-analysis. *Arch Intern Med, 163*, 1514–1522.

- Clegg D.O. et al. (2006). Glucosamine, chondroitin sulphate and the two in combination for painful knee osteoarthritis. *N Engl J Med, 354*, 795–808.

- Unger D.L. (May, 1998). Does knuckle cracking lead to arthritis of the fingers? *Arthritis Rheum, 41*(5), 949-950.